Le médecin traitant

et

Le dossier médical.

« Pivot du système de soins. »

Docteur Patrice GROS

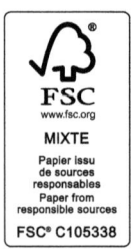

« La vie est l'ensemble des fonctions qui résistent à la mort »

Xavier Bichat

VADEMECUM

Dans la mythologie grecque **ASCLEPIOS, ESCULAPE** en latin, est un dieu gréco-romain de la médecine, fils d'Apollon ; il meurt foudroyé par Zeus pour avoir ressuscité les morts.

Se rendant compte par la suite du bien qu'ASCLEPIOS avait apporté aux hommes, Zeus le place parmi les étoiles sous la forme de la constellation du Serpentaire.

Il correspond à Imhotep égyptien ; Son attribut principal est le bâton autour duquel s'enroule un serpent, aujourd'hui symbole de la médecine.

Il est invoqué dans le serment d'Hippocrate au côté de son père Apollon et de ses filles principales Hygie et Panacée.

ASCLEPIOS était un demi-dieu et fut ensuite transformé en un dieu. Au cours de l'époque classique, il fut très vénéré par le peuple, car il était une divinité qui a donné la guérison et la bonne santé. Son bâton a guéri toutes sortes de maladie ; il a été également considéré comme le dieu des serpents.

Il fut honoré sur terre et de nombreux temples furent construits en son honneur. Les malades venaient dans ces temples demander leur guérison.

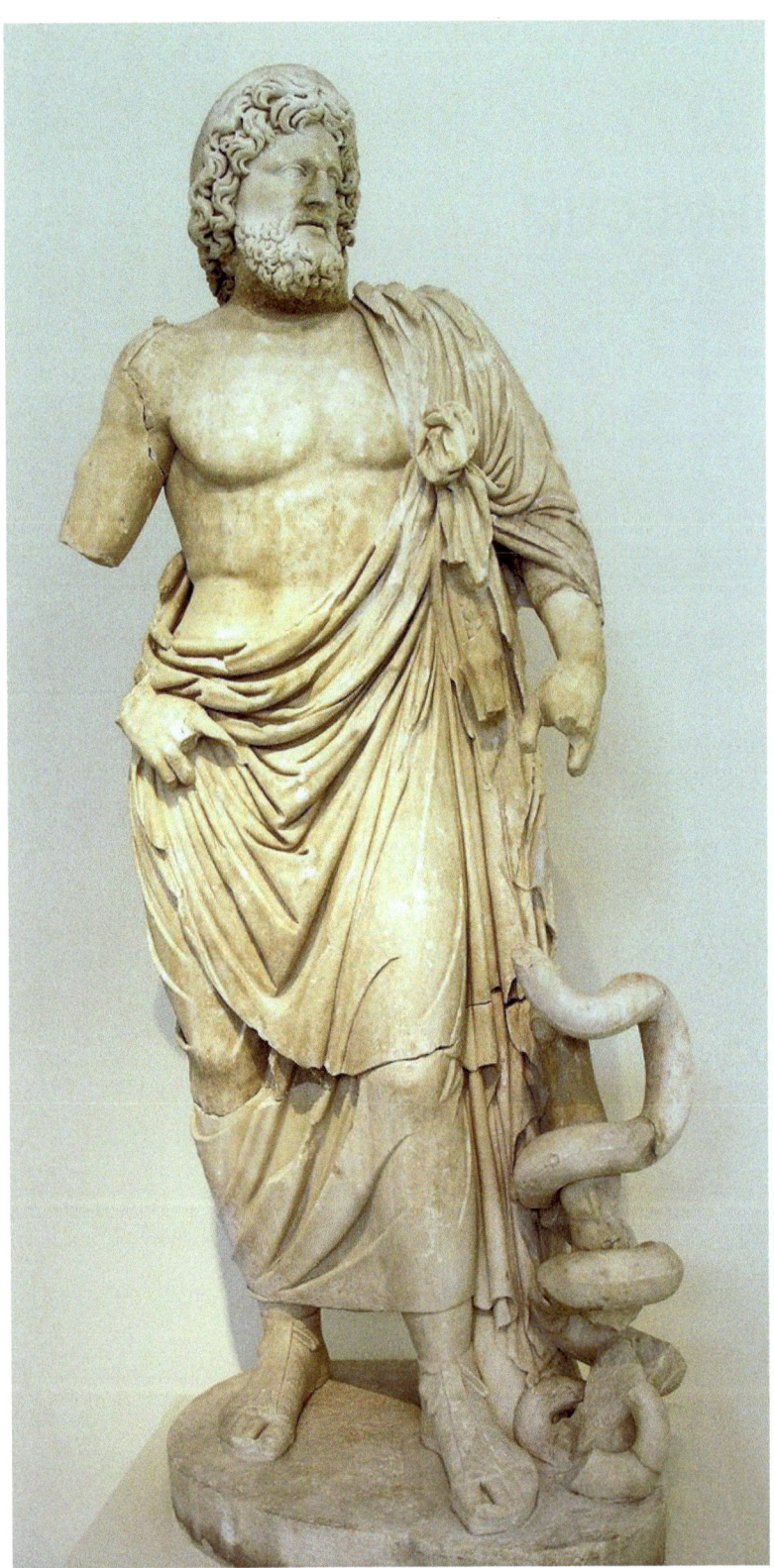

Statue d'Asclépios du sanctuaire d'Epidaure, copie d'un original du IVème siècle avant J.-C., musée national archéologique d'Athènes.

HIPPOCRATE le Grand ou HIPPOCRATE de Cos.
Il est né vers 460 avant J.-C. dans l'île de Cos, il est mort vers 370 avant J.-C. à Larissa.

C'est un médecin grec du siècle de Périclès, mais aussi philosophe ; il est considéré traditionnellement comme « le père de la médecine » car il est le plus ancien médecin grec sur lequel les historiens disposent de sources.

Il a fondé l'école de médecine hippocratique qui a révolutionné intellectuellement la médecine en Grèce antique.

Il a fait de la médecine une profession à part entière. Il a fait considérablement avancer l'étude systématique de la clinique médicale et il a institué des règles éthiques pour les médecins à travers le serment d'Hippocrate.

Il est reconnu comme le premier médecin à avoir rejeté les superstitions et les croyances qui attribuaient la cause des maladies à des forces surnaturelles ou divines. Il a fait valoir que la maladie n'était pas une punition infligée par les dieux, mais plutôt la conséquence de facteurs environnementaux, de l'alimentation et des habitudes de vie. De fait on ne trouve pas mention d'une seule maladie mystique dans la totalité du corpus hippocratique.

Les disciples de Pythagore ont porté au crédit d'Hippocrate le mérite d'avoir réuni la philosophie et la médecine.

Un des points forts de la médecine hippocratique était l'accent mis sur l'anamnèse grâce à l'interrogatoire, et sur l'examen clinique approfondi permettant le diagnostic et le pronostic. Il a étendu ses observations cliniques à l'histoire de la famille et de l'environnement.

Hippocrate a été le premier chirurgien thoracique répertorié et ses conclusions sont toujours valables.

Hippocrate est largement considéré comme le « Père de le Médecine ».

Après Hippocrate, le médecin le plus remarquable a été Galien, un grec qui a vécu de 129 à 200 après J.-C. et qui perpétua la médecine Hippocratique avec à la fois des apports et des reculs. Ses œuvres traduites en latin ont eu beaucoup d'influence sur l'occident chrétien qui avait difficilement accès aux textes originaux en grec.

Fielding Garrison, une autorité en matière d'histoire de la médecine, a déclaré = « Hippocrate est, avant tout, l'exemple de cette attitude d'esprit critique, toujours à la recherche de sources d'erreur, qui est l'essence de l'esprit scientifique…Sa figure se dresse pour les temps futurs comme celle du médecin idéal ».

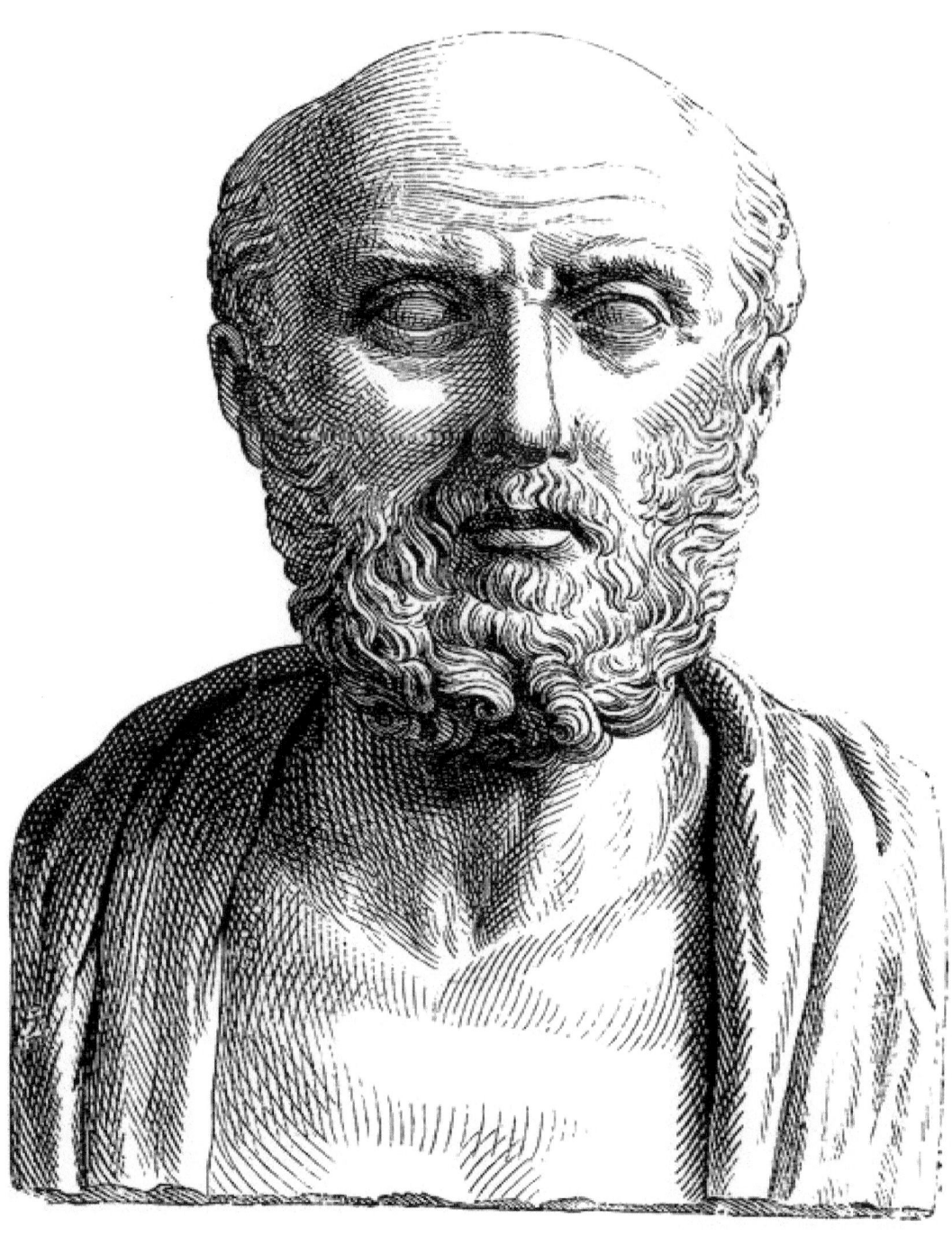

Hippocrate : Image conventionnelle de « portrait » romain en buste (gravure du XIXème siècle).

Introduction

La relation de chaque individu avec la médecine est majoritairement une relation de confiance.

Une partie significative de la population ne consulte jamais un médecin, soit parce qu'elle se sent en bonne santé et elle considère qu'il est inutile de rencontrer un médecin traitant, soit qu'elle se tourne systématiquement vers des médecines parallèles dites « douces » et même parfois ce que je nommerai pudiquement des « guérisseurs ».

L'étude du parcours des soins et plus particulièrement de la pyramide des soins consolide mon impression que le médecin traitant se situe au centre du recours aux soins.

Le concept « médecin traitant », voire par extension « médecin de famille » a été gravé dans le marbre par les caisses d'assurance maladie afin de privilégier un parcours mieux pris en charge pour le remboursement des actes médicaux.

Mes réflexions, sur la formation des médecins, sur la place du médicament, sur l'assurance maladie et les mutuelles, et surtout sur le rôle essentiel du dossier médical, évoquent comment doit se réformer notre système de soins.

La nécessité de posséder un authentique dossier médical géré par le médecin traitant doit-elle être validée ?

Peut-on considérer que le médecin traitant et le dossier médical sont le pivot du système de soins ?

Parcours de soins.

L'histoire d'un individu et de son rapport à la médecine est très mal connue. Sur une vie, il est possible de ne jamais consulter un médecin qu'il soit libéral ou salarié ou appartenant à une structure de dépistage.

En France, il y a tout de même quelques situations où le suivi d'un individu est quasi obligatoire. Il s'agit de la médecine du travail pour l'embauche et le suivi d'un travailleur ; il s'agit également du suivi des enfants grâce aux vaccins obligatoires ; malheureusement oubliée, il y a une époque où le versement des allocations familiales pour l'enfant était lié à la fourniture par le médecin d'un certificat attestant la consultation à certains âges du nourrisson et du jeune enfant mais depuis abandonné; enfin il s'agit aussi de quelques situations où l'examen médical est obligatoire, je citerai en particulier les licences sportives, certaines compétitions sans licence, certains voyages en fonction de l'âge de la personne.

Dans cette mosaïque de possibilités de rencontre d'un individu avec la médecine, il est difficile pour un nouveau médecin de prendre en charge, après avoir tenté de le reconstituer, le parcours de soins de son patient.

Ce n'est que très rarement, même exceptionnel, qu'un individu ait le même médecin de famille ou traitant (ou plutôt le même cabinet médical) toute sa vie. La mobilité pour des raisons professionnelles ou autres est devenue la règle.

Actuellement, l'histoire d'un individu en France, se situe dans son carnet pédiatrique (grâce aux contraintes déjà évoquées) et dans les dossiers médicaux des différents médecins traitants et spécialistes consultés au cours de sa vie, parfois dans les dossiers de plusieurs services hospitaliers médicaux et chirurgicaux. Parfois et même de façon plus régulière, les différents services hospitaliers d'une structure plus ou moins importante, en particulier en CHU, échangent leurs dossiers. Le patient s'adresse, souvent à l'insu de son médecin, à des structures diverses de dépistage en tout genre, à l'initiative d'association pour la lutte de telle ou telle maladie, informé ou non par les « medias ».

Il est exceptionnel qu'un patient ayant un tel parcours conserve avec lui une synthèse exhaustive de son histoire médicale.

Devant cette situation, il y a une vingtaine d'années, le législateur a cru utile de créer le Dossier Médical Personnel, dit DMP.

La vocation de ce DMP est de suivre son propriétaire toute sa vie, à charge des différents médecins et services hospitaliers consultés de le remplir. Ce dossier médical numérique, consultable par le patient et chaque médecin, a un énorme handicap ; en effet les médecins traitants n'ont pas étaient consultés pour l'élaboration de ce dossier, comme toujours en matière de réforme médicale (d'où l'impossibilité d'appliquer un langage commun entre les différents intervenants) et surtout le très gros inconvénient relevé par la profession et les patients en général, c'est que ce DMP est centralisé par un ou des hébergeurs agréés quelque part (ministère ou autre ?) à la merci des hackers ; en effet les informations de ces DMP cumulés contiennent des renseignements pouvant intéresser beaucoup de monde (laboratoires, assurances, etc.....).

Tout ceci n'est pas satisfaisant ; la multiplication potentielle du nombre de dossier d'un individu garantit certainement l'omission et la perte d'un grand nombre de données à l'échelle d'une vie ; pourtant c'est à l'approche du troisième âge ou en cas d'accident médical qu'il est indispensable de reconstituer le puzzle de la vie d'un patient dont il n'a pas ou plus la mémoire intégrale.

La sécurité du patient, par rapport à l'arbre décisionnel en matière de soins construit à son intention, nécessite de réfléchir de manière urgente à ce grave problème.

Notre système de santé doit imposer un argument majeur en faveur d'une telle réforme. La sécurité de prescription et la confidentialité en vers les patients est le pilier de notre système de soins. Le dossier médical personnel doit engendrer cette exigence.

Un dossier médical ainsi défini participerait à la diminution des dépenses de santé, en évitant les multiples redondances en ville et en milieu hospitalier.

La Pyramide des Soins

La pyramide des soins représente schématiquement les différentes situations proposées à chacun d'entre nous d'accéder ou pas aux soins.

Imaginons un rectangle qui représenterait la Population Générale (figure 1) =

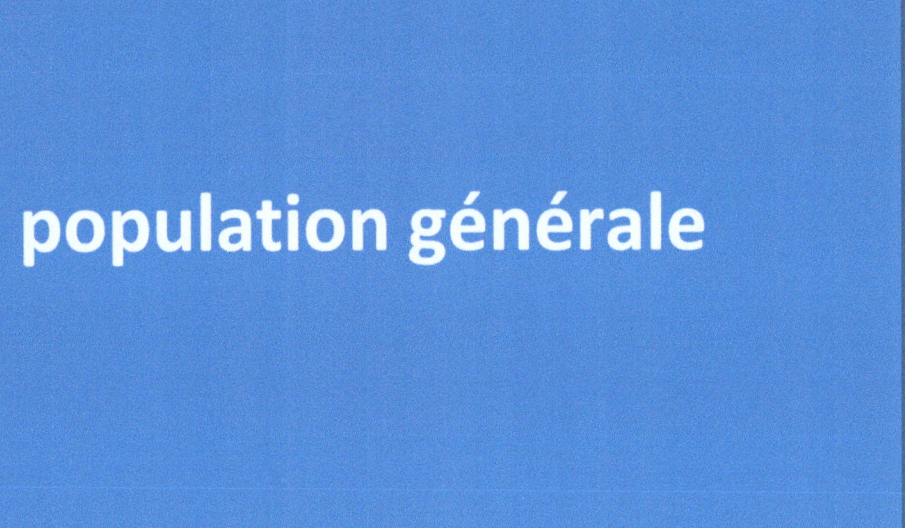

Figure 1

Ce rectangle peut être partagé en trois parties (figure 2)

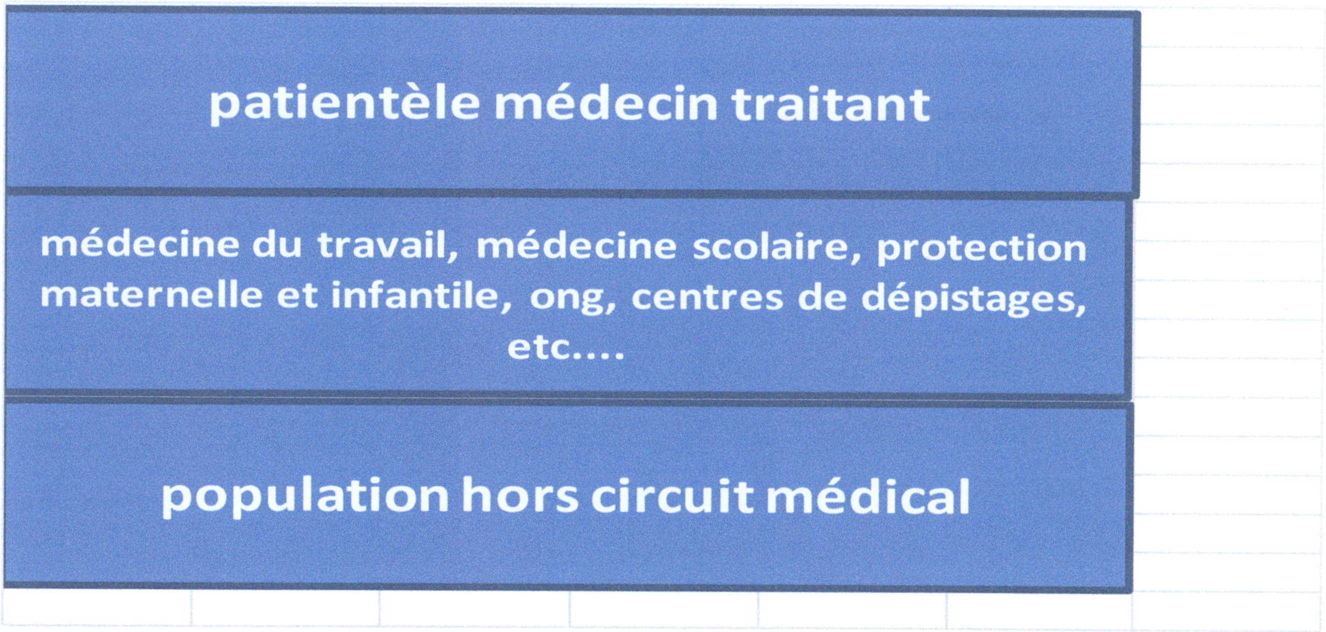

[Figure 2: Diagram with three stacked blue rectangles labeled from top to bottom: "patientèle médecin traitant"; "médecine du travail, médecine scolaire, protection maternelle et infantile, ong, centres de dépistages, etc...."; "population hors circuit médical"]

Figure 2

La première partie représente la Population hors circuit médical, dite en bonne santé ou ne souhaitant pas consulter un médecin pour le moment ou définitivement (self-care).
La seconde partie, immédiatement au-dessus, représente la Population qui consulte d'autres structures telles que la médecine du travail, la protection maternelle et infantile, la médecine scolaire, la médecine du sport, une ou des ONG (croix rouge, MSF, ou autre).

La troisième partie représente la patientèle des médecins traitant et de famille (échelon primaire).

Il existe bien sûr des passerelles entre ces trois niveaux de la population générale, mais ces échanges ne sont pas obligatoires et le médecin traitant est souvent obligé d'aller à la recherche des données lorsque le patient lui signale ses consultations dans des structures intermédiaires.

Lorsque le patient a besoin d'un avis spécialisé, il peut le faire parce que son médecin lui a proposé, mais aussi il a droit à un accès direct pour une spécialité de son choix ; la structure intermédiaire de l'étage 2 est également autorisée à faire ce choix sans en informer le médecin traitant, s'il existe…C'est l'accès au premier étage de la pyramide (échelon secondaire), (figure 3).

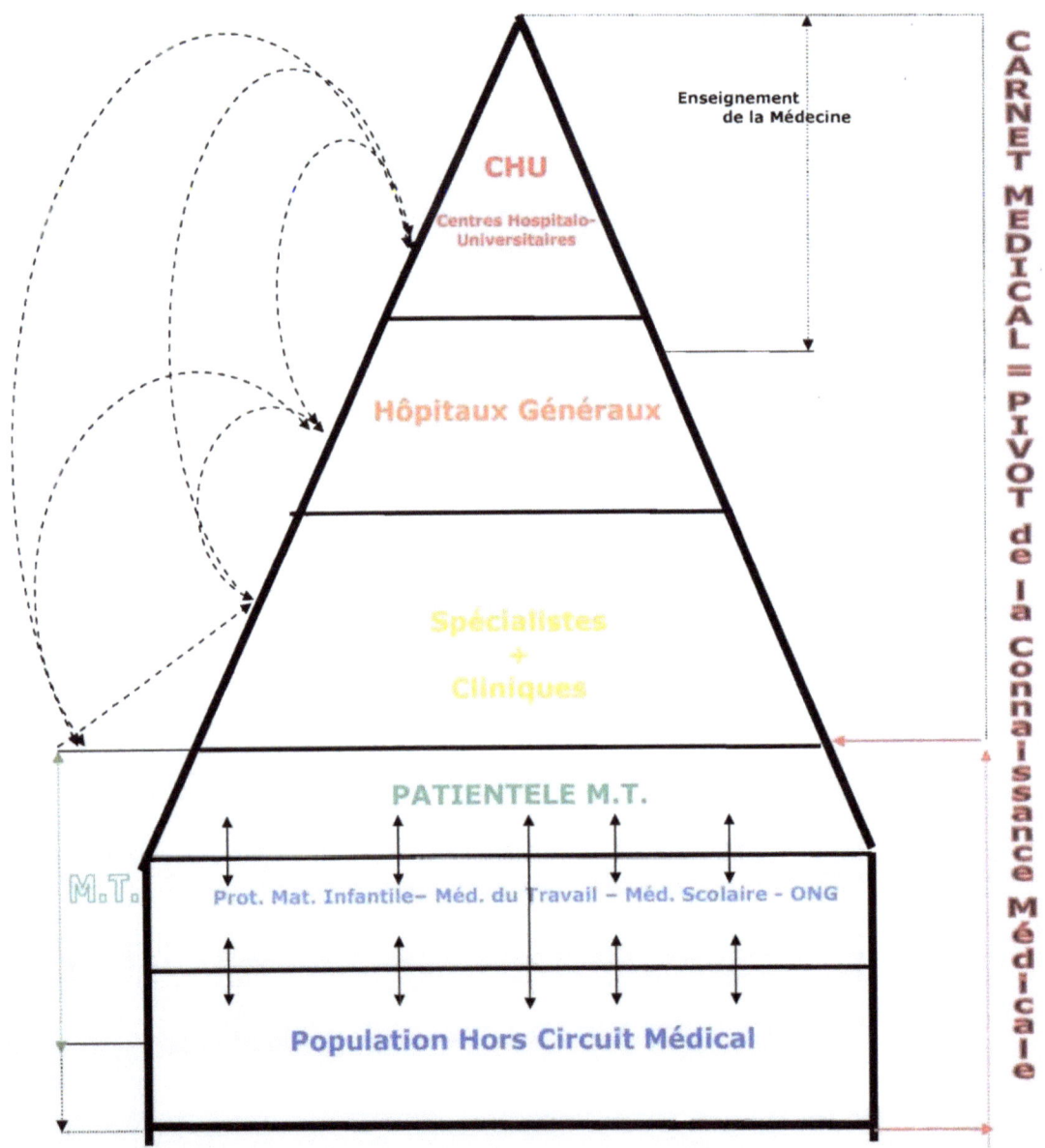

Figure 3

L'étage supérieur représente les hôpitaux généraux (échelon secondaire), surtout en dehors des grandes villes, dont l'accès direct est possible, mais l'admission par un médecin est conseillée.

Le dernier étage, la pointe de la pyramide, représente les Centres Hospitalo-universitaires (CHU), (échelon tertiaire ou hyperspécialisé). Là également l'accès direct est possible mais les recommandations sont fortement conseillées. L'accès direct se fait en général par demande de consultation du patient mais aussi par le service d'urgence de l'hôpital (SMUR et SAMU) ; les statistiques récentes révèlent 30% d'augmentation de la fréquentation des services d'urgence en 10 ans.

Il est remarquable que c'est au sommet de cette pyramide que sont détectées, mises en soins et suivies les maladies rares et graves.

C'est là également que la recherche médicale est développée ainsi que les étudiants en médecine sont formés.

Les échanges de la connaissance entre les différents CHU (associés à la faculté de médecine) se font naturellement ; mais ici aussi, et encore, le retour vers le médecin traitant n'est pas systématique si ce n'est pas lui qui a adressé le patient mais une autre structure de la pyramide (hôpitaux généraux, spécialistes et cliniques, accès direct).

Il faut reconnaître cependant une amélioration de la communication et aussi un réel souci de rechercher systématiquement le nom du médecin traitant depuis quelques années ; cependant selon une enquête du conseil national de l'ordre des médecins (CNOM) en 2016, 62% des médecins ne sont pas satisfaits des coopérations professionnelles.

Cette pyramide permet de bien visualiser la place du médecin traitant dans le système de soins et donc de valoriser sa place au sein du parcours de soins.

Le médecin traitant est, et doit-être, le médecin du premier recours, il est le pivot du système de soins.

La place du médecin traitant à la base de la pyramide (figure 3) favorise des échanges qui devraient être permanents avec les structures intermédiaires à vocation de suivi et de dépistage.

La notion de « médecin traitant » recouvre une grande partie de la base de la pyramide et parait indispensable pour la relation avec les étages supérieurs.

Les données acquises et recueillies dans les étages supérieurs doivent revenir ainsi facilement vers le médecin traitant qui pourra ainsi les archiver pour d'éventuelles acquisitions a posteriori (dossier médical-langage commun-travaux de recherche-enseignement de la médecine générale).

Le médecin traitant à travers un véritable dossier médical personnel est en mesure de compiler la totalité de la connaissance médicale.

Ce dossier médical dans ces conditions, et dans ces conditions seulement, recouvre la totalité de la pyramide ; seule la population volontairement hors circuit médical échappe à ce recueil de données. C'est l'objet des campagnes de sensibilisation au dépistage organisées par les pouvoirs publics qui ciblent prioritairement cette population.

Carré de K.WHITE.

La nécessité de la compréhension du parcours de soins a été démontré en 1961 par une étude d'après WHITE, WILLIAMS et GREENBERG de recherche sur la Prévalence des troubles de santé et l'utilisation des ressources médicales chez 1000 adultes aux Etats Unis et en Grande Bretagne pendant 1 mois (figure et interprétations suivantes).

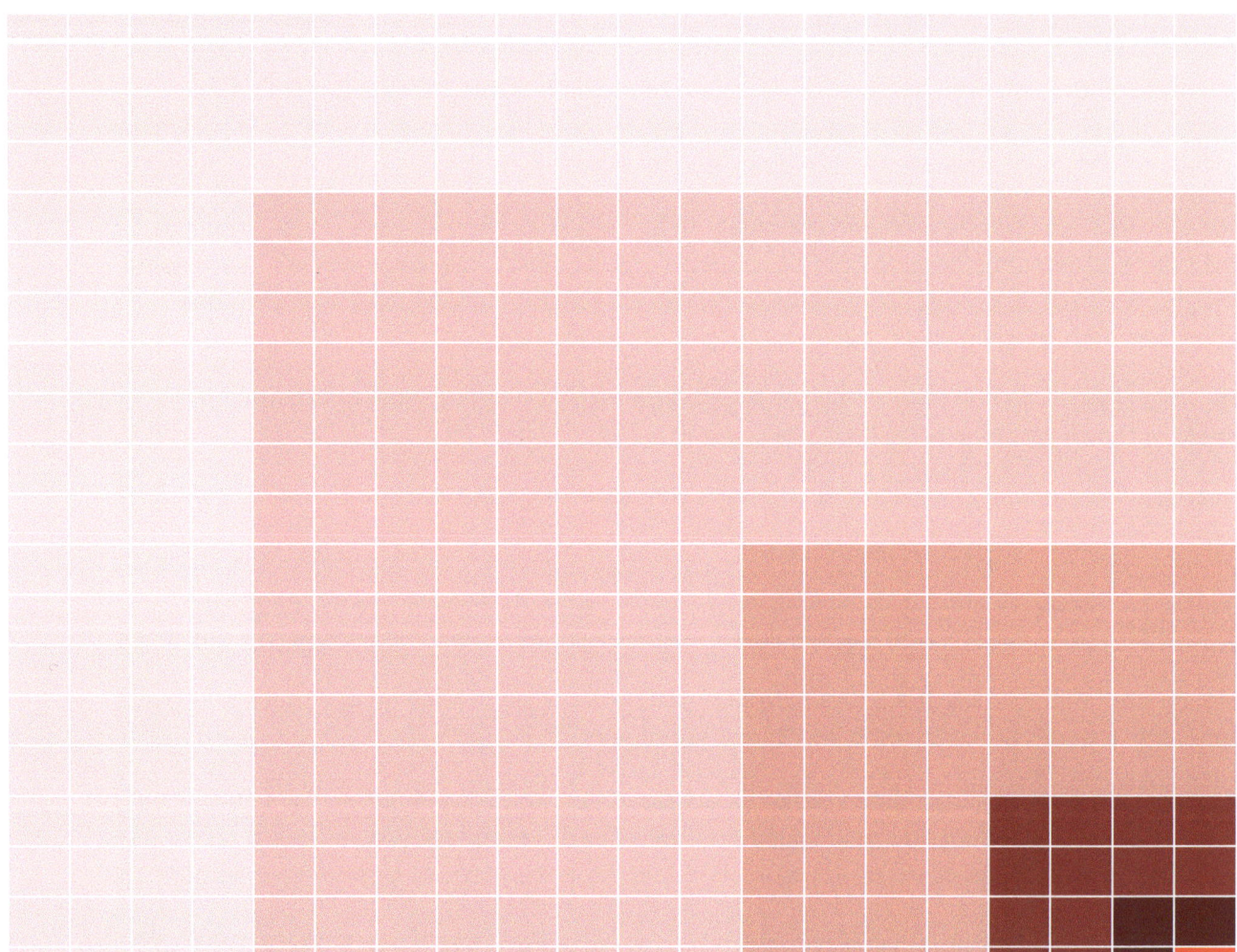

Interprétation du tableau de White

1000 adultes exposés à un trouble de santé dans le mois

750 adultes ressentent un trouble de santé ou plus dans le mois

250 adultes consultent un médecin (une fois ou plus dans le mois)

9 adultes sont admis à l'hôpital dans le mois

5 adultes sont adressés à un autre médecin dans le mois

1 adulte est hospitalisé dans un centre hospitalier universitaire dans le mois

Actualisation = Pour 1000 personnes présentant un problème de santé, 250 sont traités par les médecins généralistes, un seul est traité en CHU.

Hors la formation des médecins n'est basée que sur le patient, sur mille, traité en CHU !

De plus pour traiter ce seul patient sur mille, c'est plus de 50% de l'ensemble des dépenses de santé.

Dans les années 2000, les données concernant les problèmes de santé étaient plus nombreuses et plus fiables.

En 2001, **GREEN** et ses collègues ont revisité le Carré de WHITE en utilisant des informations plus récentes sur la prévalence mensuelle des soins dans la population et les réponses apportées. En considérant une population de 1000 personnes aux USA de tout âge, pendant 1 mois, les résultats ci-dessous ont été obtenus.

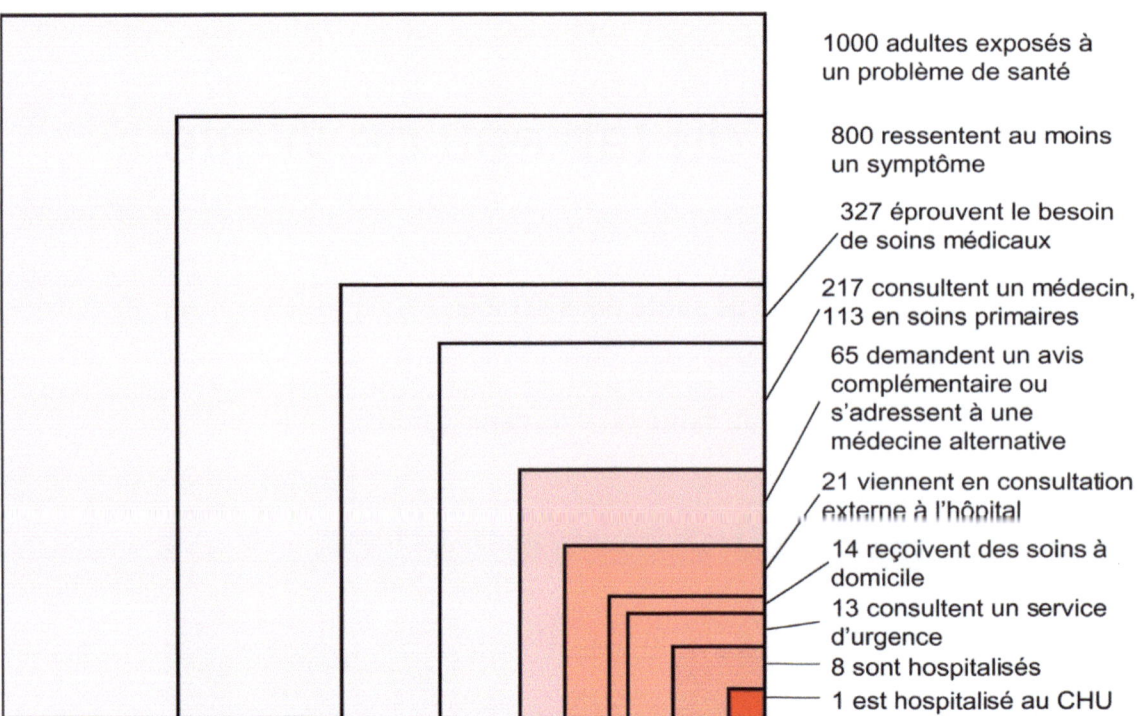

* 800 personnes présentaient un ou des symptômes ;

* 327 nécessitaient des soins

*217 consultaient un médecin dont 113 un médecin généraliste ;

*65 demandaient un avis spécialisé ou s'adressaient à la médecine alternative ;

*21 ont consulté en externe à l'hôpital ;

*14 recevaient des soins à domicile ;

*13 s'adressaient aux services d'urgences ;

*8 étaient hospitalisés (clinique ou hôpitaux) ;

*moins d'une personne était hospitalisée dans un hôpital universitaire.

Nous retrouvons ici le problème de l'enseignement hospitalo-universitaire qui est élaboré d'après une connaissance à partir d'un modèle de population très sélectif.

La réforme de la médecine a permis, en 2004, de reconnaitre la médecine générale comme une spécialité à part entière ; le substratum de sa connaissance est très élargi et se rapproche du modèle théorique, inconnu ou partiellement connu, de l'ensemble de la population générale, pouvant être affiné à un secteur géographique plus ou moins grand.

Il faut désormais adopter un langage commun comme pour toute spécialité ; il faut écrire un vrai dossier médical pour chaque patient au sein de chaque cabinet médical ; il faut mettre en place une vraie Recherche médicale pour le bénéfice des patients potentiels et en conséquence directe, améliorer vraiment l'économie de la santé.

Le Médecin Traitant

Le médecin traitant est une entité originale idéalement placée dans la pyramide des soins. Sa connaissance de la population générale, en général et localement, est fondamentale pour l'élaboration et la reproduction du modèle de la connaissance à partir de la base de la pyramide et non plus seulement à partir du sommet.

L'outil de cette connaissance est bien sûr le dossier médical propriétaire du patient, géré par le médecin traitant, et lui seul.

Le médecin traitant est le médecin de premier recours, la sécurité sociale l'a bien assimilé, et les niveaux de remboursement des actes médicaux vont dans ce sens ; en effet aujourd'hui un patient potentiel doit avoir choisi un médecin traitant et le déclarer à sa caisse. Ceci augmente considérablement la zone d'influence de la médecine générale dans la population à la base de la pyramide des soins et donc élargi grandement le champ de sa connaissance médicale.

Il met en œuvre les moyens pour obtenir le diagnostic ou le pré-diagnostic cliniquement mais aussi au moyen d'examens biologiques, radiologiques et de l'avis d'autres spécialités.

Il installe les traitements, le suivi des traitements ; il prescrit les soins paramédicaux et surveille les résultats de ceux-ci ; le savoir se complète régulièrement et par conséquence améliore le savoir faire et le savoir être.

A partir de là, il existe plusieurs sujets de réflexion pour améliorer le système de santé dans sa globalité.

La grande consultation du conseil national de l'ordre des médecins (CNOM) (2016-2017) révèle que 95% des médecins et 87% des patients ont estimé qu'il est nécessaire de réformer notre système de santé.

Mes réflexions en matière de santé sont le fruit d'une expérience de plus de quarante années en pratique de médecin traitant; elles tendent vers l'amélioration de la prise en charge des patients et par conséquence vers une diminution du coût de la santé publique.

Je retiendrai parmi mes nombreuses réflexions, quatre grands domaines pour une action volontariste =

1. L'enseignement de la médecine générale et la formation permanente postuniversitaire ;

2. Le médicament ;

3. Les caisses d'assurance maladie (AMO) et les assurances maladies complémentaires (AMC) ;

4. Le dossier médical.

Réflexions et propositions

1. L'enseignement de la médecine générale et la formation permanente postuniversitaire.

L'enseignement et la recherche en MEDECINE GENERALE, discipline universitaire, doivent être d'un très haut niveau afin de former des MEDECINS TRAITANTS totalement imprégnés de cette stratégie qui les positionne au cœur du parcours de soins.

Ils devront s'installer en cabinet libéral ou en exercice salarié dans les trois années qui suivront l'obtention de leur doctorat ; trop de jeunes médecins se contentent de vivre de remplacements pendant de nombreuses années au détriment du renouvellement des cabinets médicaux.

La FORMATION MEDICALE CONTINUE (FMC) et l'EVALUATION des PRATIQUES MEDICALES devront être faites et organisées par la chaire de médecine générale, c'est-à-dire les médecins traitants ayant une activité universitaire.

L'enseignement per et postuniversitaire, doit être éclairé par les différentes autres spécialités pour répondre aux vrais besoins de formation et d'évolution de la connaissance médicale.

Le financement privé peut participer et aider à la recherche, mais seulement dans le cadre d'un mécénat, jamais avec une contrepartie directe ou indirecte de prescription.

La voie « **MEDECIN TRAITANT** » doit être réellement enrichie par des « **spécialistes traitants** » choisis conjointement par le médecin traitant et le patient, imposant ainsi de réelles contraintes d'échanges au bénéfice du **DOSSIER MEDICAL**, chaque médecin étant rémunéré à ce titre.

Ce type d'enseignement, de formation permanente, d'évaluation et de **RESEAU MEDECIN TRAITANT** devront être favorisés par un remboursement de l'acte médical qui devra tenir compte du respect de la voie MEDECIN TRAITANT.

2. Le médicament.

Il faut poursuivre la relecture de la longue liste des médicaments remboursés et inutiles à l'amélioration du soin, mais à risque d'effets secondaires.

L'autorisation de mise sur le marché (AMM) ne doit pas entrainer automatiquement un remboursement.

Les nouvelles molécules doivent être remboursées si seulement l'amélioration du service médical rendu (ASMR) est d'un niveau **1** ou **2**, 3 à titre exceptionnel, 4 et 5 ne doivent jamais prétendre à un remboursement.

L'enseignement de la médecine, de la pharmacologie en particulier, doit faire référence seulement au nom des molécules et aux médicaments selon leur formule en dénomination commune internationale (DCI).

Il faut obtenir définitivement l'écriture des médicaments en DCI sur chaque prescription.

Il faut connaitre et lister les perturbateurs endocriniens et les nouveaux allergènes facilitateurs et multiplicateurs.

Les études des nouvelles molécules pour une même classe (exemple des statines) doivent être faites systématiquement et seulement par rapport à la molécule référent et non par rapport au placebo ; elles devront ainsi acquérir une ASMR significative ; la notion de service médical rendu (SMR) est trop galvaudée actuellement.

Une observation de la nouvelle molécule, une fois sur le marché et **remboursée,** doit être continue (**vigilance**) en vérifiant que les objectifs (amélioration de la morbi-mortalité par exemple) soient atteints.

A propos de la vigilance, il est incroyable qu'actuellement ne soit pas remis en cause une molécule comme le TRAMADOL par exemple, dont les effets secondaires sont considérables ; au quotidien nous constatons des vertiges, des nausées, et surtout des chutes chez les personnes âgées ayant pour conséquence un nombre important de fractures telles que celles du col du fémur entre autres. Cette molécule, à mon avis, n'est pas nécessaire pour la sédation de la douleur. Elle devrait être retirée ou réservée à des prescriptions très ciblées ; il est urgent de réévaluer son ASMR.

Il faut diminuer la pression publicitaire indirecte (medias) et supprimer les enseignements postuniversitaires (EPU) financés par l'industrie pharmaceutique.

3. L'assurance maladie.

La multiplication des caisses de maladie (AMO) et des assurances mutuelles (AMC) est un frein coûteux au bon fonctionnement du système de santé. En effet les médecins subissent des contraintes administratives majeures dans la gestion au quotidien ; le temps administratif est considérable ; les tâches sont complexes et spécifiques pour chaque caisse de maladie ; les télétransmissions sont hétérogènes et incompréhensibles parfois, induisant des retours avec un non remboursement à la clé ou des demandes de confirmation d'actes médicaux pour le moins farfelues. Selon l'enquête du conseil national de l'ordre des médecins (CNOM 2016) = 98% des médecins interrogés veulent retrouver du temps de soin ! 97% estiment subir trop de contraintes réglementaires économiques et administratives ! 80% ne sont pas satisfaits de la répartition actuelle des rôles entre l'assurance maladie et les assurances complémentaires !

Il faut envisager ou tendre vers la création d'une **ASSURANCE MALADIE UNIQUE** et **OBLIGATOIRE** pour chaque citoyen ; il faut harmoniser et homogénéiser tous les régimes en un seul (économie+++).

Il faut élargir la liste des affections de longue durée (ALD) ou des situations ouvrant droits au 100% selon la chronicité de certaines maladies, ce qui apporterait un intérêt notable en matière de santé publique à moyen et long terme.

Il faut diminuer la prise en charge du petit risque reconnu scientifiquement anodin par les professionnels et seulement par eux.

Il faut favoriser le regroupement des mutuelles (AMC) pour améliorer la prise en charge complémentaire.

Il faut reconnaitre comme indispensable la prise en charge des verres et des prothèses en général.

4. Le dossier médical.

Il est essentiel d'améliorer et imposer un vrai dossier médical pour chaque patient qui soit géré par le MEDECIN TRATANT et lui seul.

Un dossier « hétérogène » existe depuis le carnet de santé de l'enfance jusqu'aux différents médecins et services hospitaliers consultés sur toute une vie. Ce dossier est le plus souvent ignoré ou au mieux incomplètement connu du médecin traitant. Chaque acteur de la santé a spontanément le réflexe d'agir individuellement sans véritable échange systématique et pérenne en faveur d'un dossier exhaustif.

En effet ce dossier doit être exhaustif, fonctionnel et lisible par tous les médecins et seulement par eux. Le médecin traitant choisi par le patient doit être le gestionnaire de ce dossier et le patient doit en être le dépositaire exclusif.

La nécessité d'un dossier exhaustif implique, actuellement et pratiquement, qu'il soit matériel. Mais ce dossier doit être efficace en situation d'urgence, par conséquent il doit être mobile et léger.

Dans ces conditions réunies, le dossier médical devient une extraordinaire source de connaissance pour la recherche en médecine générale qui est devenue une discipline universitaire.

Nous venons de le voir le dossier médical doit être exhaustif afin de retracer fidèlement le parcours de soins de chaque patient.

L'exhaustivité implique une INFORMATION COMPLETE sur les coordonnées du patient telles que = adresse, AMO, AMC, référent, tous les intervenants médicaux et paramédicaux.

Elle implique aussi une synthèse de l'histoire médicale avec la liste des allergies, des vaccinations, des contre-indications, un résumé du carnet pédiatrique.

Le médecin doit y retrouver la collection complète des comptes-rendus d'examens spécialisés, des comptes-rendus opératoires et d'hospitalisations, des résultats biologiques et radiologiques.

Cette histoire la plus complète possible inclue les traitements en cours et la surveillance obligatoire qu'ils entrainent.

Ce dossier doit également permettre au patient de recevoir une information et une formation en santé publique, avec par exemple une information générale concernant la diététique, la contraception, la ménopause et une information concernant différents consensus à propos du tabagisme, de l'alcoolisme et des addictologies.

Le patient pourra trouver aussi dans son dossier la liste des établissements de soins de sa région = Les hôpitaux, les cliniques, les maternités, les maisons de repos, les maisons de retraite, les établissements de cure thermale.

On le comprend facilement, un tel dossier médical ne peut actuellement exister que sous forme matérielle, la plupart des résultats étant eux-mêmes majoritairement matérialisés.

A terme l'objectif du dossier médical est sa numérisation.

Quelle forme pour ce dossier médical matériel ?

* ERGONOMIE DU DOSSIER MEDICAL

1. L'accessibilité aux informations doit pouvoir se faire sans hésitation,
2. Sa conception doit permettre mécaniquement un dossier léger si l'histoire est légère, un dossier peu encombrant si l'histoire est lourde et complexe,
3. Le matériau du dossier doit être peu ou pas altérable par le temps et les manipulations,
4. Ce dossier doit être facilement transportable sans perte d'éléments de celui-ci.
5. L'organisation du dossier doit permettre un accès direct au chapitre souhaité afin de diminuer le risque de confusion du médecin lecteur.

* FONCTION DU DOSSIER MEDICAL

1. En plus du rôle essentiel de mémoire du parcours de soins de chaque patient, le dossier médical matérialisé doit trouver sa place dans la transmission du **savoir** ;
2. Grâce à un langage commun en médecine générale,
3. Grâce à une lecture internationale, item doublés en anglais et en espagnol, souhaitable ; Il est la source essentielle pour des travaux de recherche sur une population qui se situe à la base de la pyramide des soins, population peu étudiée à ce jour sauf dans quelques grandes cohortes où les médecins traitants n'étaient pas ou rarement impliqués ;
4. Enfin ce dossier matérialisé personnel que je nommerais « **DOSSIER ESCULAPE** » favorisera la réflexion vers un support numérique réfléchi et consensuel que je nommerais « **DOSSIER ASCLEPIOS** ».

* ETUDE DE PERTINENCE PAR RAPPORT A L'IMPACT D'UN TEL DOSSIER chez chacun des intervenants = Les forces et les faiblesses.

+ Le patient =

Connaissance quasi-exhaustive de son historique médical, dossier mobile à présenter aux consultations et hospitalisations.

Nouvelle culture et habitude à intégrer, lien à établir avec la carte vitale.

+ Le médecin traitant =

Le seul susceptible de construire et de gérer le dossier de ses patients ; en première ligne pour éviter les redondances et les traitements à associations dangereuses

Charge nouvelle pour celui-ci (construction, gestion et mise à jour du dossier médical) ; prévoir un forfait annuel type celui accordé dans le cas des ALD ; il devra véhiculer la publicité de ce projet auprès de sa patientèle.

+ Le correspondant =

Information complète sur le patient, amélioration du temps décisionnel, facilite la prescription et le conseil, diminue le risque de redondance.

Intégrer la nécessité de visionner le dossier médical dans sa fonction de consultant par rapport au médecin traitant et au patient qui l'auront choisi (amélioration ainsi de la passerelle entre les spécialités).

+ Les organismes sociaux =

Sérier et diminuer les dépenses de santé tout en améliorant la qualité de la prise en charge.

Obtenir le financement de ce projet en l'expliquant et en l'imposant aux partenaires sociaux, sachant que 60% des médecins sont insatisfaits de leur niveau de rémunération; rendre ce projet incontournable dans la pratique conventionnelle, induire un lien avec la carte vitale.

* LE DOSSIER MEDICAL <u>PERSONNEL</u> matérialisé nommé DOSSIER ESCULAPE = Aspect extérieur et contenu.

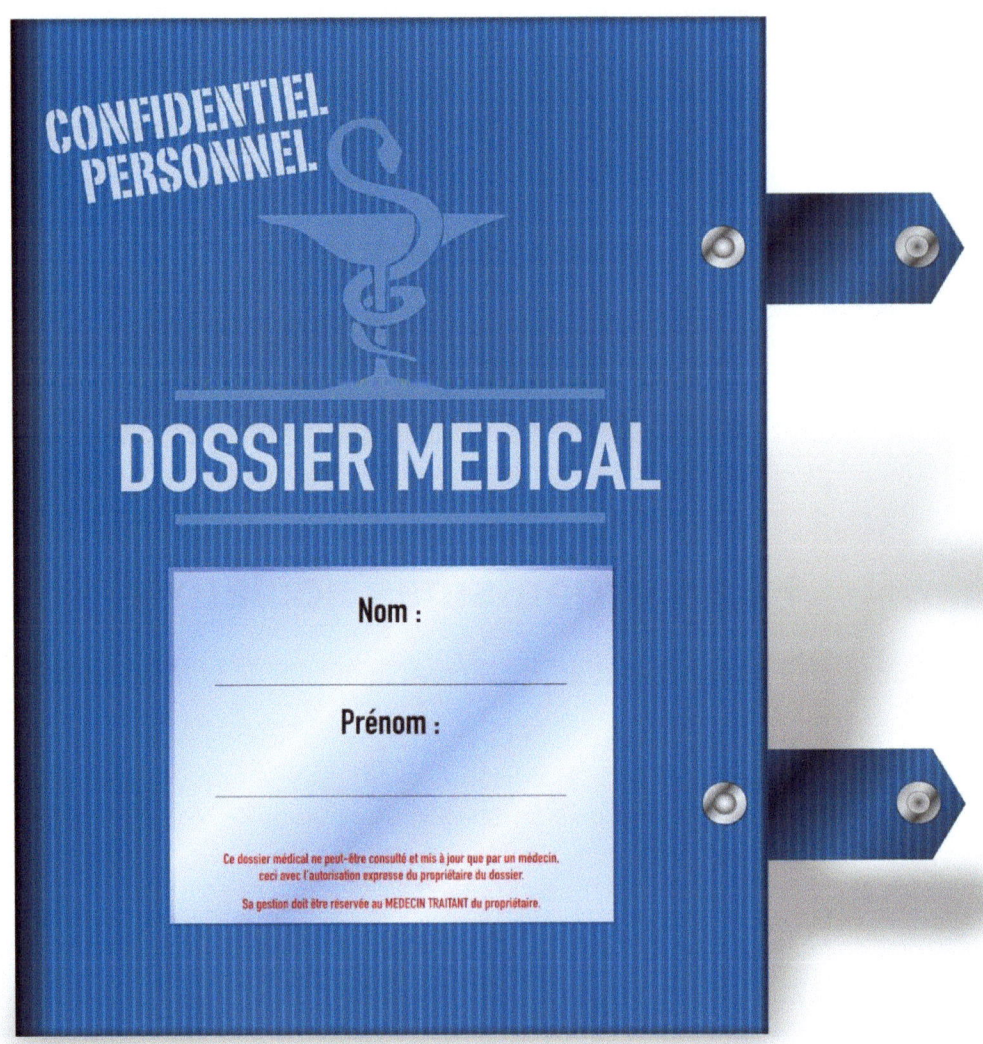

DOSSIER MEDICAL ESCULAPE

CONFIDENTIEL

PERSONNEL

Ce dossier médical ne peut-être consulté que par un médecin, et avec l'autorisation du propriétaire du dossier.

Sa gestion doit être réservée au MEDECIN TRAITANT du propriétaire.

Page fixe polypropylène rigide

PAGE DE GARDE RECTO

Copyright 2008 © Gros-Baron. Tous droits réservés.

ALLERGIES

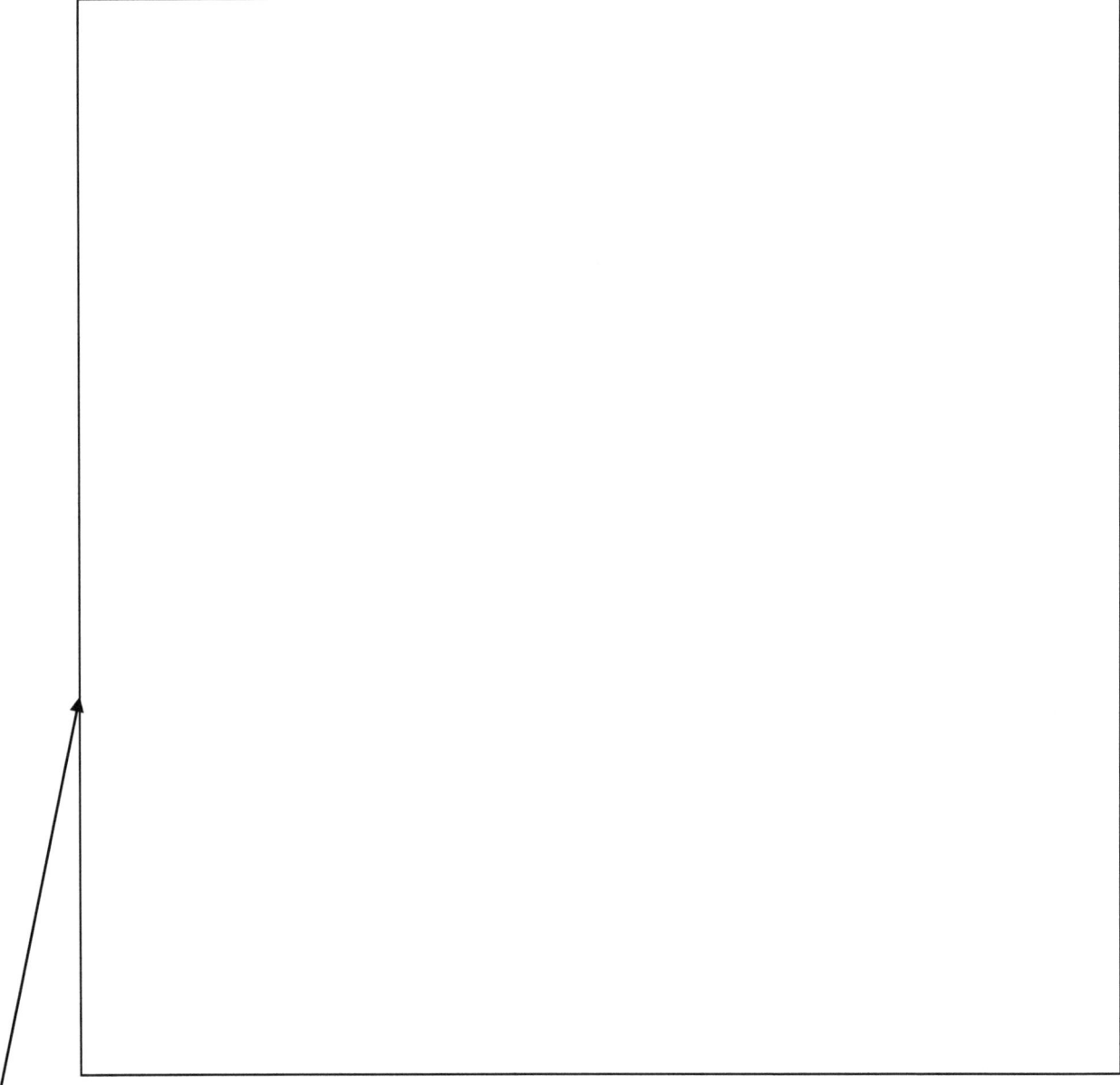

Rectangle effaçable, pochette transparente, contenu échangeable ou modifiable

PAGE 2 de couverture FIXE EPAISSE Verso

Copyright 2008 © Gros-Baron. Tous droits réservés

PROPRIETAIRE

Photo/pochette modèle Carte Identité

Nom :

Prénom :
Nom de jeune fille :

Née le :   **Lieu de naissance :**

Adresse :

Téléphone :
Mobile :   **Fax :**

E-mail :

Pochettes modifiables

Numéro d'immatriculation : modifiable   **Clé :**

Pochette modifiable

Référent à contacter :   **Nom :**

Adresse :   **Téléphone :**   **Mobile :**

Pochette pour carte mobile

Carte de donneur

D'organes et de tissus

Page polypropylène fixe souple   Recto   Copyright 2008 © Gros-Baron. Tous droits réservés

Formulaire pour l'inscription sur le Registre National des Refus de Don d'Organes et de Tissus

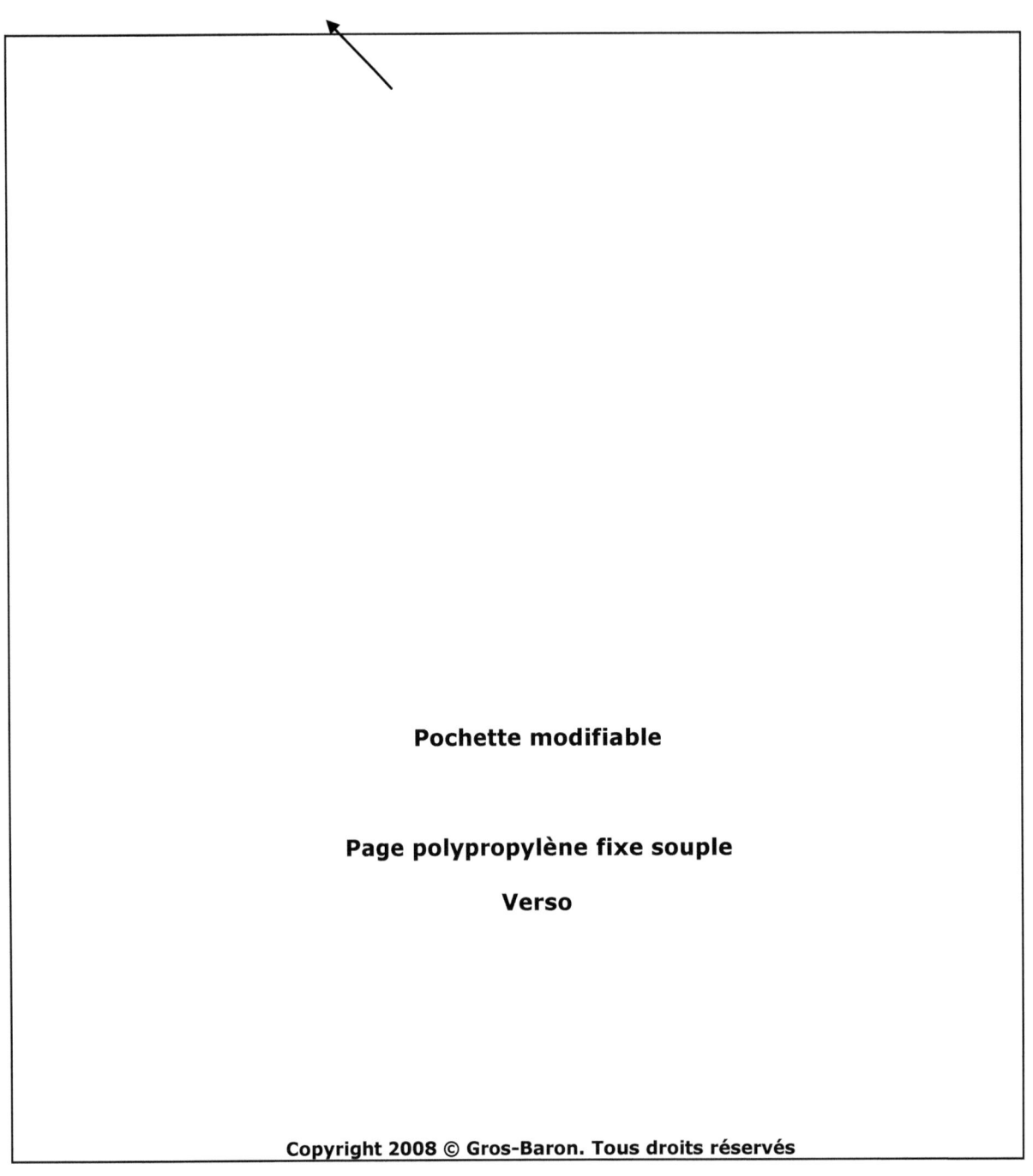

Pochette modifiable

Page polypropylène fixe souple

Verso

Copyright 2008 © Gros-Baron. Tous droits réservés

ASSURANCE MALADIE (AMO

```
CPAM

Adresse :

Plate-forme téléphonique :
```

Pochette modifiable/mobile (si changement de domicile)

MUTUELLE (AMC)

```
Mutuelle

N° d'Adhérent :

Adresse :

Téléphone :
```

Pochette modifiable/mobile (si changement de domicile)

Page polypropylène fixe souple

Copyright 2008 © Gros-Baron. Tous droits réservés

MEDECIN TRAITANT

```
Docteur :
    Adresse :

    Horaire de consultations :
    Tél :
    Fax :
    E-mail :
```

EN CAS D'URGENCE (si votre médecin n'est pas joignable)

Depuis un poste fixe, composer le :

- **SAMU :** **15**
- **POMPIERS :** **18**
- **Gendarmerie :** **17**

Depuis un mobile, composer le : **112**

Polypropylène fixe souple Recto

Copyright 2008 © Gros-Baron. Tous droits réservés

__COORDONNEES COMPLEMENTAIRES PERSONNELLES DEDIEES AU PROPRIETAIRE DU DOSSIER__

Infirmier(ère):

    Nom :

    Adresse :

    Téléphone :

Masseur kinésithérapeute: **Nom :**

    Adresse :

    Téléphone :

Chirurgien dentiste :   **Nom :**

    Adresse :

    Téléphone :

Ambulance :   **Nom :**

    Adresse :

    Téléphone :

Podologue :   **Nom :**

    Adresse :

    Téléphone :

Taxi :   **Nom :**

    Adresse :

    Téléphone :

Pochette transparente modifiable
Pré-imprimé inclus. Verso

Copyright 2008 © Gros-Baron. Tous droits réservés

SYNTHESE CARNET DE SANTE
(0 à 16 ans)

¤
¤
¤

ALLERGIES

¤
¤
¤

CONTRE-INDICATIONS

¤
¤

SEROLOGIE/GROUPE SANGUIN

¤ **HIV**		date
¤ **TPHA**		date
¤ **HVC**		date
¤ **TOXO**	taux	date
¤ **Rubéole**	taux	date
¤		
¤		

Groupe sanguin :   **RH :**

↑

Page mobile contenant une feuille A4 renforcée imprimable,
Pochette polypropylène très bonne qualité, parfaitement transparente
Possible en deux pages.

Copyright 2008 © Gros-Baron. Tous droits réservés

ANTECEDENTS MEDICAUX

- **Familiaux**
-
-
- **Personnels**
-
-

Page mobile polypropylène, pochette parfaitement transparente contenant une feuille A4 renforcée et imprimable
RECTO

Copyright 2008 © Gros-Baron. Tous droits réservés

ANTECEDENTS CHIRURGICAUX

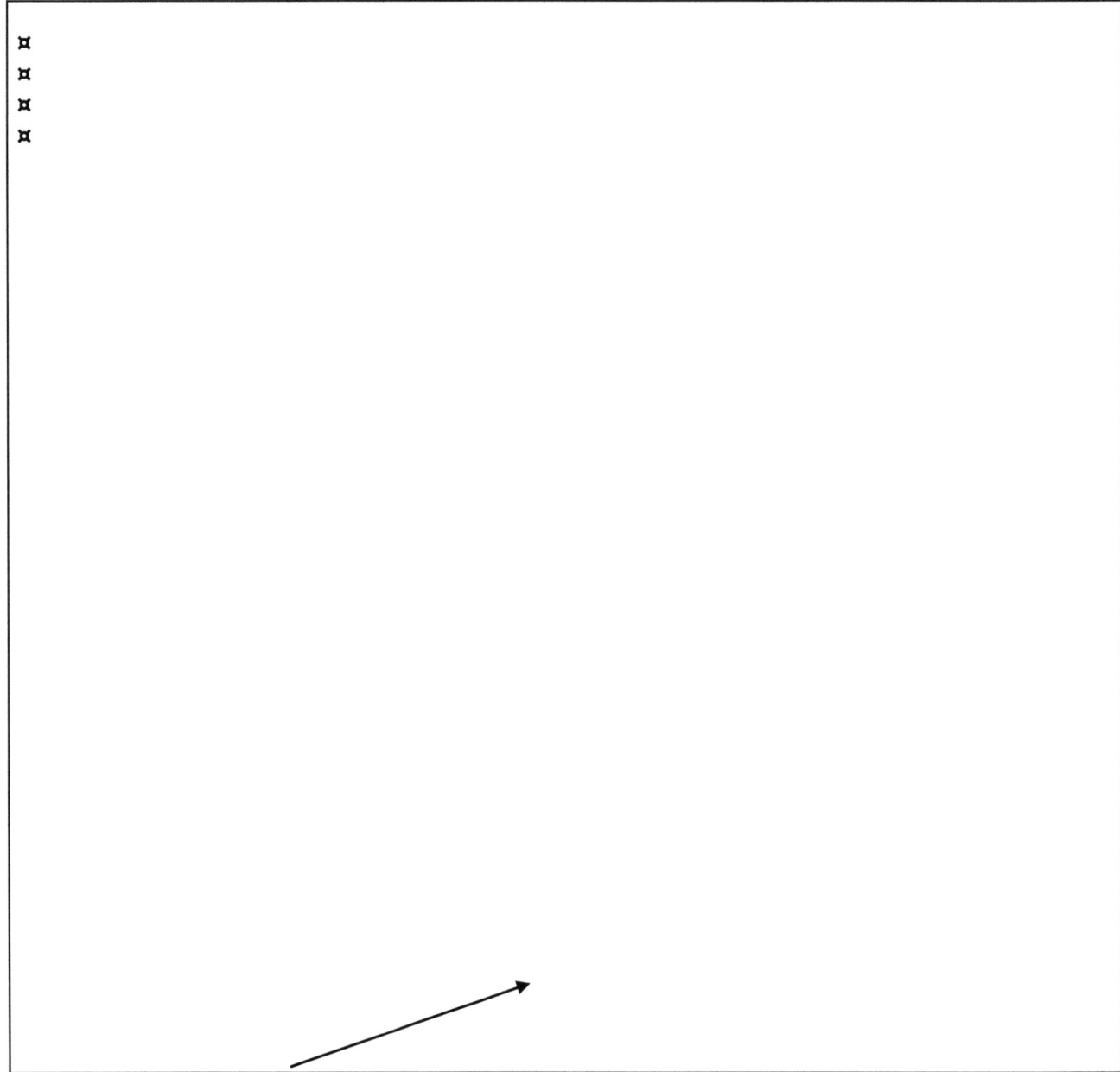

Page mobile polypropylène, pochette parfaitement transparente contenant une feuille A4 renforcée et imprimable.

Copyright 2008 © Gros-Baron. Tous droits réservés

VACCINATIONS ET RAPPELS

Pochette transparente modifiable, contenant pré-imprimé

Copyright 2008 © Gros-Baron. Tous droits réservés

__TRAITEMENT__ (EN COURS)
(Actualisé par médecin traitant)

Feuillet transparent, pochette page mobile
RECTO

Copyright 2008 © Gros-Baron. Tous droits réservés

__SURVEILLANCE (imposée par ce traitement)__

Feuillet transparent – Page mobile   VERSO

Copyright 2008 © Gros-Baron. Tous droits réservés

INFORMATION SUR LA CONTRACEPTION
(Techniques, méthodes et indications)

¤ **Contraception orale**

¤ **Stérilet = cuivre ou progestérone**

¤ **Injection progestérone :**

¤ **Implant progestérone :**

¤ **Progestérone in situ (anneau vaginal) :**

¤ **Préservatif masculin :**

¤ **Préservatifs féminins :**

¤ **Ligature des trompes**

¤ **Ligatures des déférents**

Nota : Rédaction de manière concise et claire, compréhensible par tous, réalisée par un collège de Médecins traitants et Gynécologues.

Page polypropylène souple (imprimée fixe)
Recto

Copyright 2008 © Gros-Baron. Tous droits réservés

CONTRACEPTION CHOISIE

¤ **Exemple contraception orale**

¤ **Surveillance clinique :**

¤ **Surveillance biologique :**

¤ **FROTTIS :**

MENOPAUSE
Informations pour préparer les choix

¤ **Prise en charges + Explications de la conséquence de la chute des œstrogènes dans le sang =**

¤ **CLINIQUE, RISQUE FRACTURAIRE**

¤ **Traitement par les hormones de substitution (THS) :**

    Avantages et inconvénients

¤ **Autres Traitements =** [Calcium et Vitamine D], les DIPHOSPHONATES …

¤ **Suivi nécessaire :**

- **Bilan sang annuel**
- **Frottis**
- **Mammographie < 2ans (de 50 à 75 ans)**

REDACTION COLLEGIALE médecins traitants et gynécologues.

Page polypropylène simple, imprimée fixe, RECTO

Copyright 2008 © Gros-Baron. Tous droits réservés

TRAITEMENT CHOISI POUR LA MENOPAUSE
Et sa surveillance

DATES ET RESULTATS DES MAMMOGRAPHIES

**Page polypropylène simple type pochette transparente
CR détaillé ci-joint dans pochette transparente recto/verso mobile, autant de
pochettes que de CR voir recto/verso si CR mono-page, RECTO**

Copyright 2008 © Gros-Baron. Tous droits réservés

TABLEAU DES ACR

ACR = 1 mammographie normale (suivi mammographique habituel)

ACR = 2 aspect bénin (suivi mammographique habituel)
Pas de surveillance ou d'examen complémentaire nécessaire.

ACR = 3 anomalie probablement bénigne nécessitant un suivi rapproché (4 mois pour une masse, 6 mois pour un foyer de microcalcifications. En l'absence de modification on poursuit cette surveillance à 4-6 mois puis à 1 an avant de reprendre le rythme habituel.

ACR = 4 suspect (nécessite une exploration à visée histologique)

ACR = 5 anomalie évocatrice d'un cancer (nécessite une exploration à visée histologique pour planifier la thérapie)

Page polypropylène souple imprimée fixe (au dos de la pochette précédente) VERSO

Copyright 2008 © Gros-Baron. Tous droits réservés

DOSSIER MAMOGRAPHIES (C.R.)

Pochette(s) transparente(s)   Copyright 2008 © Gros-Baron. Tous droits réservés

SPECIALITE A

Coordonnées du correspondant A

Pochette transparente pour besoin éventuel de renouvellement

Docteur : …………………………………………	
Adresse Cabinet : ……………………………… .	
Téléphone : ………………………………………	
Fax : ………………………………………………	
E-mail : ……………………………………………	
Service hospitalier	**Hôpital :** ……………………
	Adresse : …………………
	…………………………………
	Tél : ………………………

Page polypropylène simple fixe. Recto

Copyright 2008 © Gros-Baron. Tous droits réservés

Lettres médecin traitant à Spécialiste A = dates

Liste des Consultations Spécialisées :

Motif + Date + Lettres de réponse au Médecin Traitant

Compte rendu Examens spécialisés et date

CRO :

CRH :

PJ dans page mobile transparente recto/verso. VERSO

Autant de pochette que de CR : si documents trop volumineux classement dans pochettes des radiographies traditionnelles

IDEM POUR AUTRES SPECIALITES.

EVALUATION DU NOMBRE DE SPECIALITES COURANTES.
Notamment :
- **Cardiologie**
- **Ophtalmologie**
- **Gynécologie**
- **Chirurgie**
- **Urologie**

Copyright 2008 © Gros-Baron. Tous droits réservés

RESULTATS D'EXAMENS BIOLOGIQUES
(+/- < 5ans d'ancienneté)

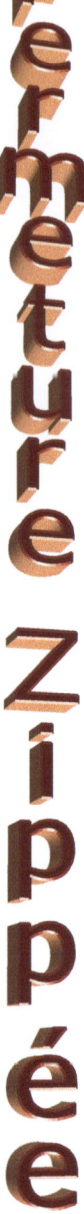

Fermeture Zippée

Pochette en elle-même ouverte sur le côté droit
Ou fixe et examens fixés de façon autonome

Copyright 2008 © Gros-Baron. Tous droits

SANTE PUBLIQUE

DIETETIQUE – HYGIENE DE VIE

Consensus national

(Ministère ou Région)

Nota : Rédaction de manière concise et claire compréhensible par tous, réalisée par un collège de Médecins traitants et de médecins en santé publique.

Page fixe polypropylène simple imprimée définitivement
RECTO + VERSO

Copyright 2008 © Gros-Baron. Tous droits réservés

DIETETIQUE APPLIQUEE

Recommandations diététiques personnalisées

- **¤ SUCRES :**

- **¤ LIPIDES :**

- **¤ POIDS :**

- **¤ SPORT OU EXERCICE PHYSIQUE :**

- **¤ SEL :**

- **¤ Etc.....**

Pochette transparente modifiable

Page fixe polypropylène simple. RECTO

Copyright 2008 © Gros-Baron. Tous droits réservés

Objectifs chiffrés des constantes biologiques personnelles

¤ **LDL < 1,60**

¤ **Glycémie : comprise entre 0,80 et 1,10**

¤

¤

Pochette transparente modifiable

Page fixe polypropylène simple.
VERSO

Copyright 2008 © Gros-Baron. Tous droits réservés

TABAGISME

Ministère

Département ou Région

Personnalisation territoriale / rédaction collégiale

**Page fixe polypropylène simple imprimée.
Possible RECTO/VERSO**

Copyright 2008 © Gros-Baron. Tous droits réservés

ALCOOLISME

Ministère

Département ou Région

Personnalisation territoriale / rédaction collégiale

**Page fixe polypropylène simple imprimée
Possible RECTO/VERSO**

Copyright 2008 © Gros-Baron. Tous droits réservés

ADDICTOLOGIE en général

Ministère

Département ou Région

Personnalisation territoriale / rédaction collégiale

Page fixe polypropylène simple imprimée Possible RECTO/VERSO

Copyright 2008 © Gros-Baron. Tous droits réservés

CURE THERMALE

Conditions administratives de prise en charge

Pochette transparente échangeable.

Page Polypropylène simple fixe.
RECTO

Copyright 2008 © Gros-Baron. Tous droits réservés

Liste des établissements thermaux
(Régionaux ou péri-régionaux)

Pochette transparente échangeable

Page Polypropylène simple fixe.
VERSO

Copyright 2008 © Gros-Baron. Tous droits réservés

ETABLISSEMENTS REGIONAUX DE SANTE PUBLIQUE

Hôpitaux :

    Services : _____
    _____
    _____

Cliniques :

    Spécialités/Coordonnées :
        1) _____
        _____
        2) _____
        _____

Maternités :

    Coordonnées : 1) _____
        _____
        2) _____
        _____

EPSM:

    Liste (voir services par secteurs)
    Consultations :
    _____
    _____

Maisons de repos :   Liste/ Conditions d'accueil :

        1) _____
        _____
        2) _____
        _____

Maisons de retraite :

    Liste/ Conditions d'accueil :
        3) _____
        _____
        4) _____
        _____

Page Polypropylène simple fixe imprimée   VERSO
Copyright 2008 © Gros-Baron. Tous droits réservés

EXAMENS RADIOLOGIQUES

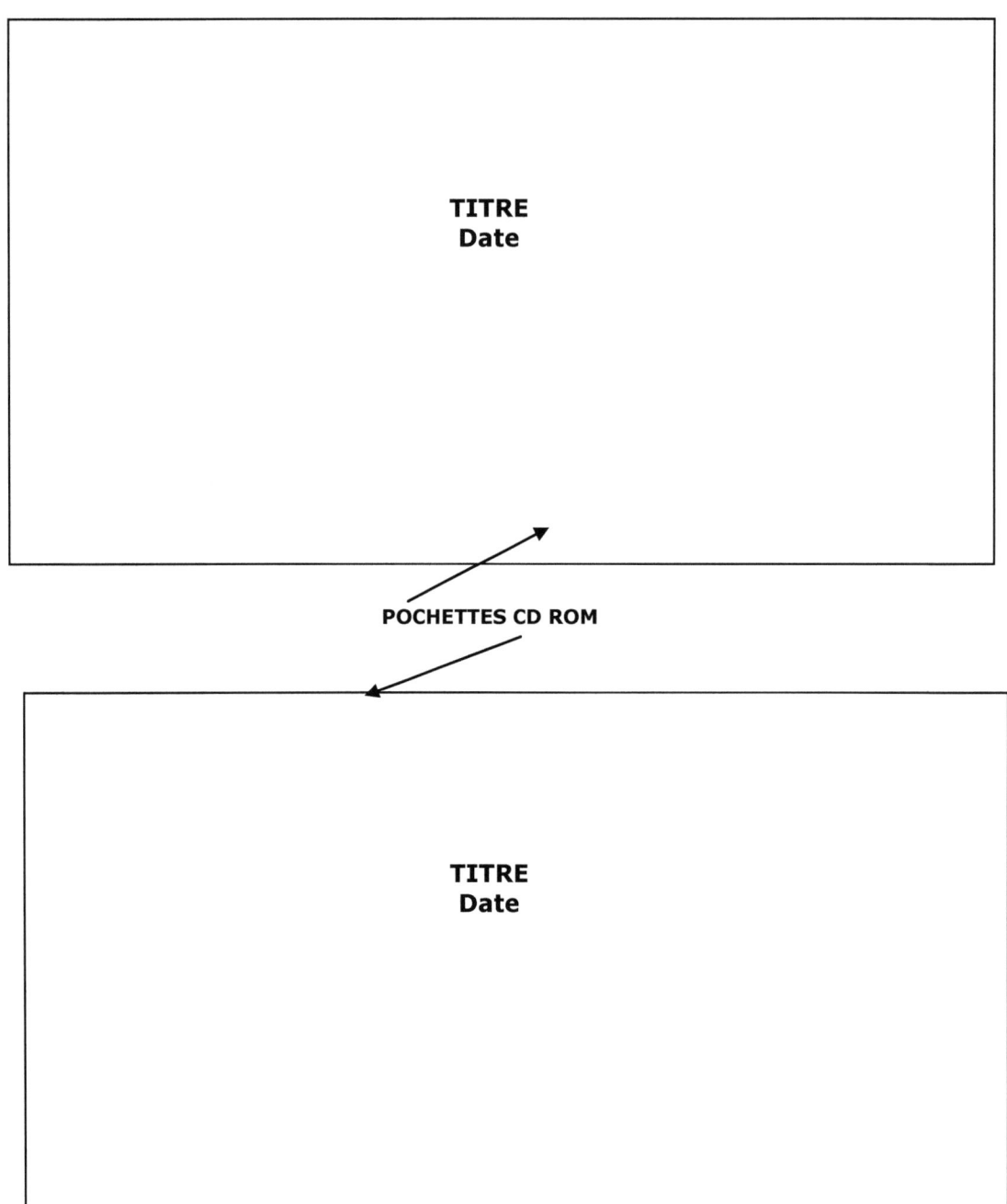

POCHETTES CD ROM

Page Polypropylène simple fixe
Recto

Copyright 2008 © Gros-Baron. Tous droits réservés

EXAMENS RADIOLOGIQUES

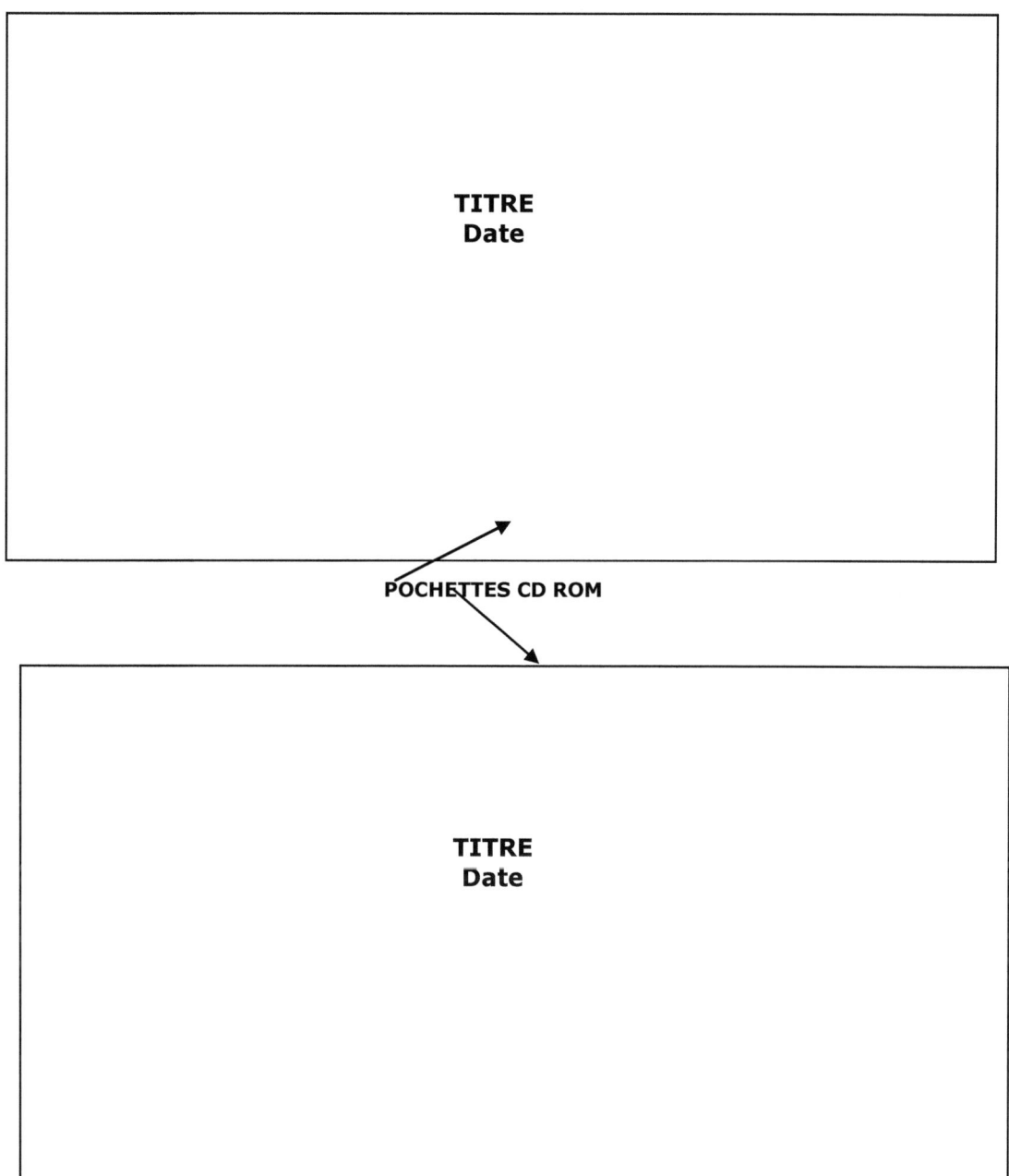

**Page Polypropylène simple fixe
VERSO**

Principales ONG

CROIX ROUGE :	Adresse :	
	Téléphone :	
SECOURS CATHOLIQUE :	Adresse :	
	Téléphone :	
BANQUE ALIMENTAIRE :	Adresse :	
	Téléphone :	
RESTO DU CŒUR :	Adresse :	
	Téléphone :	
MEDECINS DU MONDE :	Adresse :	
	Téléphone :	
MSF :	Adresse :	
	Téléphone :	

SITES INFORMATIQUES :

    CPAM =

    Etc....

Page Polypropylène simple fixe pré-imprimée
Personnalisation régionale
Troisième page de couverture

Copyright 2008 © Gros-Baron. Tous droits réservés

Le dossier **ESULAPE** est exhaustif ou tend vers l'exhaustivité par construction ; mais en situation d'urgence son exhaustivité impose une SYNTHESE intelligente et immédiate à destination des services de garde ou de l'urgentiste.

En situation d'urgence, il apparait nécessaire et suffisant que chaque patient, victime d'une telle situation, possède une SYNTHESE disponible immédiatement, un dossier médical numérisé, je le nomme dossier **ASCLEPIOS**.

Dans cette période de transition, il sera alimenté pour l'essentiel à partir du dossier **ESCULAPE**; mais à terme en raison de l'évolution des cabinets médicaux, toutes les données du dossier **ESCULAPE** seront numérisées ou numérisables.

Dans un proche avenir plus ou moins important, le dossier **ASCLEPIOS** a vocation, à son tour, à devenir le dossier médical complet, exhaustif et numérisé en remplacement du dossier matérialisé **ESCULAPE**.

* Le dossier médical personnel numérisé nommé dossier ASCLEPIOS.

Au terme de cette transition, le dossier exhaustif **ASCLEPIOS** pourrait se présenter selon le modèle suivant, avec pour support opérationnel un réceptacle mobile comme par exemple = une clé USB, une carte à puce, un téléphone mobile ou idéalement une super carte vitale à condition que seul un médecin ait accès à la partie dossier médical.

Le synoptique est représenté ci-dessous et le développement complet du dossier se trouve en suivant avec les explications sur l'évolution de chaque paragraphe (Copyright 2009 © Gros-Baron. Tous droits réservés).

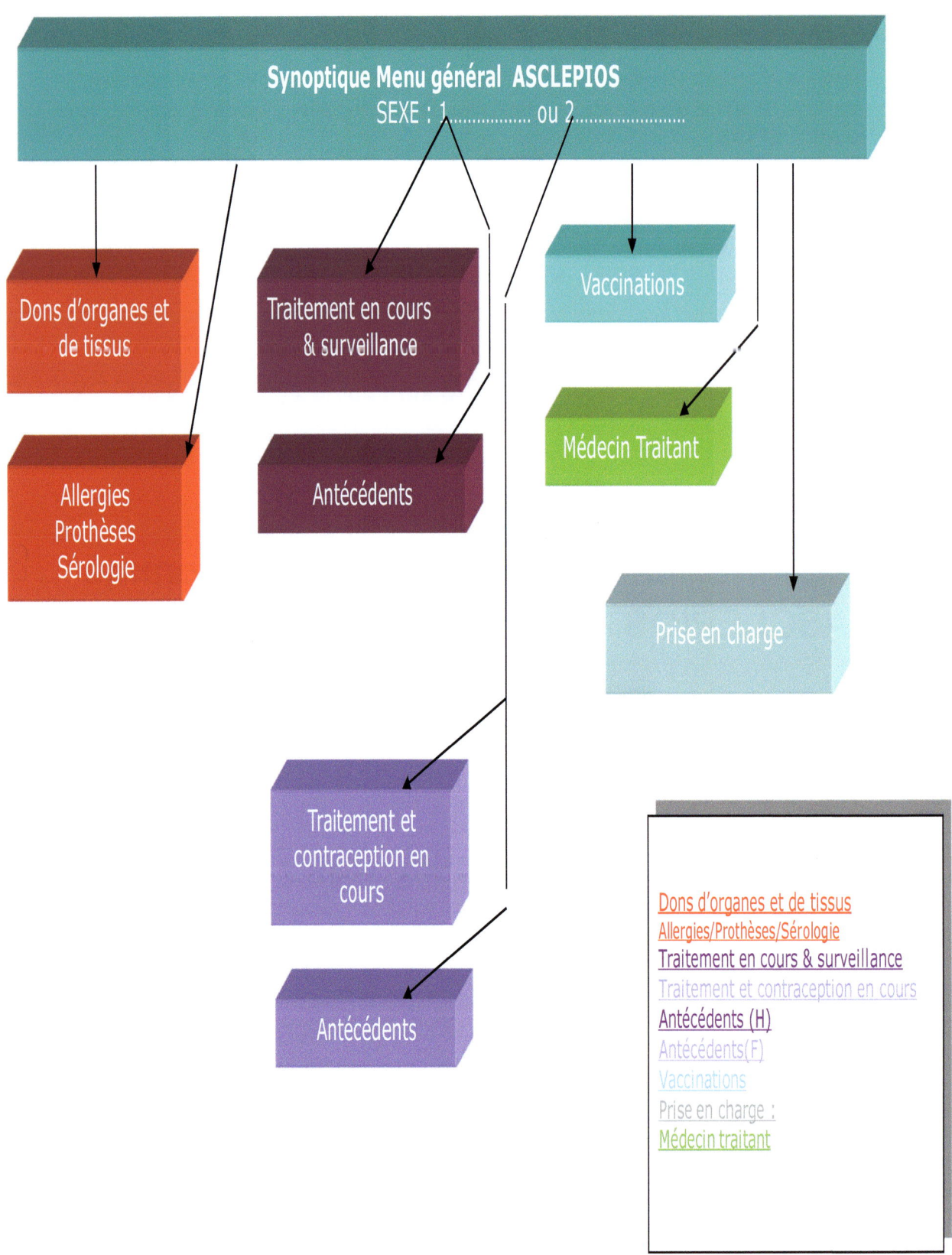

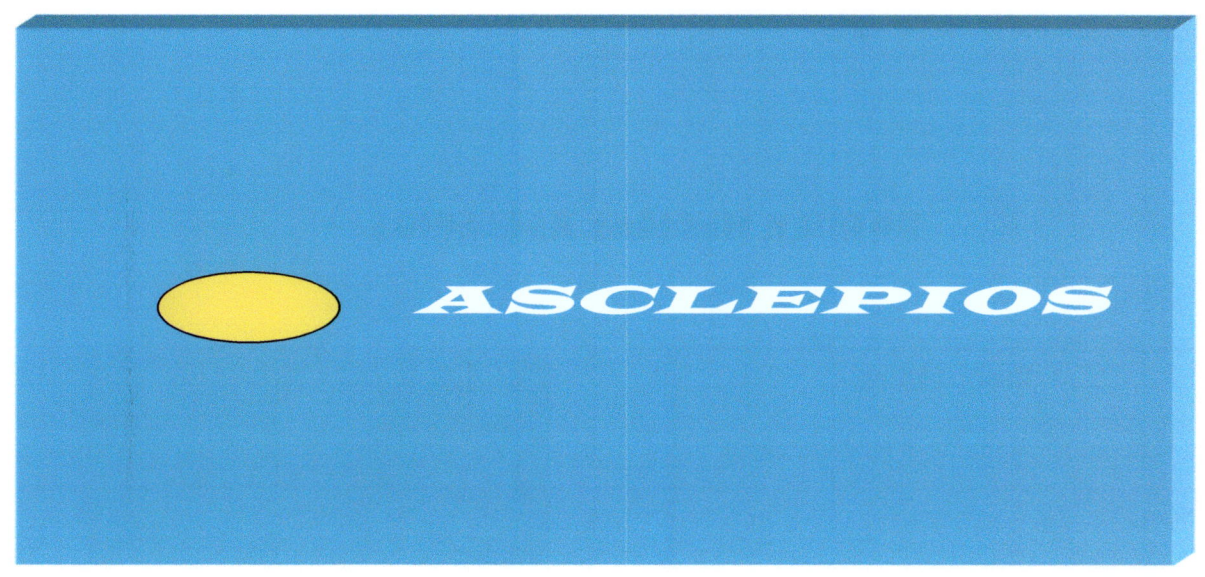

Exemple ci-dessus de carte à puce jumelée ou non à la carte vitale *(Copyright 2009 © Gros-Baron. Tous droits réservés).*

La première page est destinée en « situation » à l'entourage de l'urgentiste pour identifier le patient, connaitre son référent et ouvrir le menu en rapport avec le stade clinique……….par exemple un coma avec un électro-encéphalogramme plat = **DON D'ORGANE OU NON ?**

Copyright 2009 © Gros-Baron. Tous droits réservés

DOSSIER MEDICAL ASCLEPIOS

Propriétaire

¤ Monsieur ¤ Madame ¤ Mademoiselle

Nom :

Prénom :

Nom marital :

Né(e) le :

Adresse :

Téléphone Domicile :
　　　　　　Portable :

E-mail :

Référent (à contacter)

Nom :

Prénom :

Adresse :

Téléphone Domicile :
　　　　　　Portable :

Numéro de Sécurité Sociale : 1 ou 2 - .. - .. - .. - … - …   Clé : ..

MENU à ONGLETS

Dons d'organes et de tissus

Allergies/Prothèses/Sérologie

Traitement = homme ou femme

Antécédents = homme ou femme

Vaccinations

Prise en charge :

Médecin traitant

Dons d'organes et de tissus

☐ **ACCEPTE** = LOI SANTE 01 JANVIER 2017

☐ **REFUSE** = déclaration écrite FAITE par formulaire d'inscription au registre national des refus

Copyright 2009 © Gros-Baron. Tous droits réservés

Devant une situation clinique plus courante, l'arbre décisionnel sera considérablement renforcé et sécurisé si le médecin connait une éventuelle ALLERGIE, le GROUPE SANGUIN, une éventuelle SEROLOGIE et le traitement en cours tel qu'un ANTI-COAGULANT ou un ANTI-AGGREGANT, mais aussi la présence ou non de PROTHESE et d'APPAREILLAGE cardiologique ou neurologique.

☐ **Allergies :**

☐ **Prothèses :** dentaires :

   orthopédiques :

☐ **Appareillage :** cardio-vasculaire :

   neurologique :

Groupe sanguin :   **RH :**
Sérologie :

Copyright 2009 © Gros-Baron. Tous droits réservés

La page traitement est appropriée au sexe du ou de la patiente.

TRAITEMENT
(Actualisé le :   /   /   )

☐ Traitement en cours :

☐ Surveillance (imposée par ce traitement et résultats) :

Copyright 2009 © Gros-Baron. Tous droits réservés

TRAITEMENT
(Actualisé le :   /   /   )

☐ Traitement et contraception en cours :

☐ Surveillance (imposée par ce traitement et résultats) :

Enfin au stade où le pronostic vital sera moins engagé, les ANTECEDENTS MEDICO-CHIRURGICAUX vont particulièrement bien aider à éclairer le mécanisme qui aura entrainé le patient vers les urgences ou un service de garde.

Ils sont là aussi différents selon le sexe.

ANTECEDENTS

☐ Médicaux :

☐ Chirurgicaux :

Copyright 2009 © Gros-Baron. Tous droits réservés

ANTECEDENTS

☐ Médicaux :

☐ Chirurgicaux :

☐ Obstétricaux :

+ La page MEDECIN TRAITANT servira à informer celui-ci de l'accident survenu afin qu'il puisse prendre en compte cette évolution dans l'histoire de son patient ;

+ La page PRISE EN CHARGE représente un confort supplémentaire pour le secrétariat du service ;

+ Enfin il n'est pas inutile de connaitre la situation VACCINALE d'un patient à tous les stades de ses maladies ou de ses accidents (voie publique, lieu de travail ou domestique).

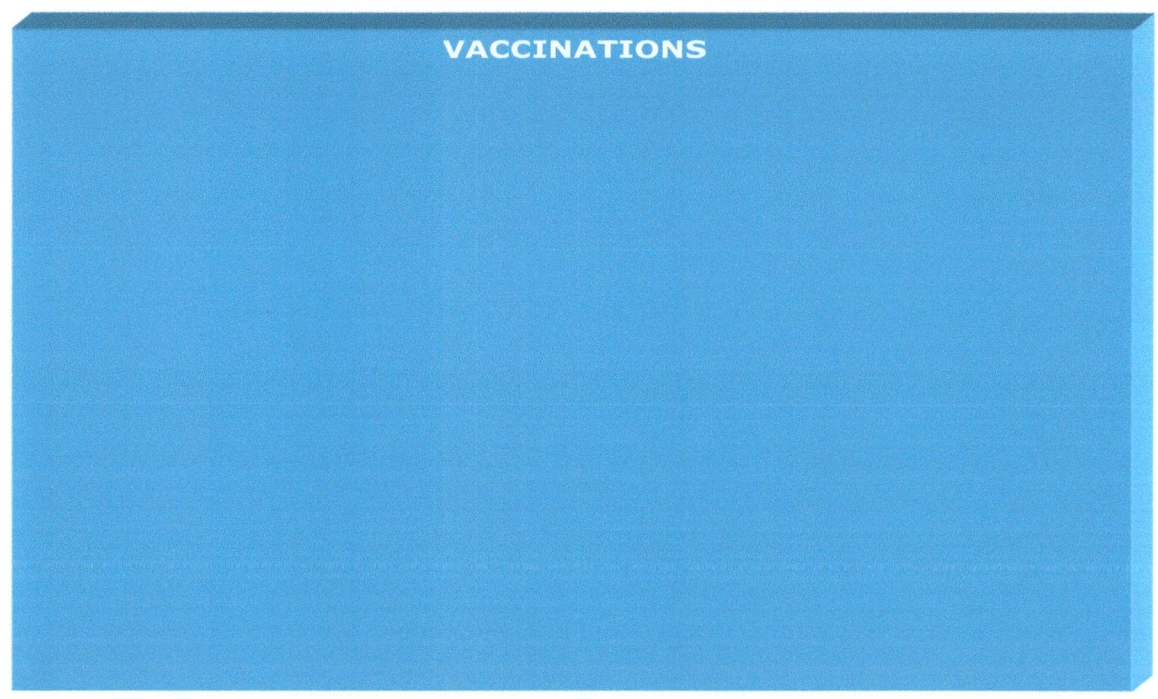

Copyright 2009 © Gros-Baron. Tous droits réservés

PRISE EN CHARGE

☐ ASSURANCE MALADIE OBLIGATOIRE (AMO)
  Nom CPAM ou CGSS :
  Adresse :
  Plate-forme téléphonique :

☐ ASSURANCE MALADIE COMPLEMENTAIRE (AMC) :
  ✗ Mutuelle :
    Adresse :
    Téléphone :
    N° adhérent :
  ✗ CMU jusqu'au :

☐ Prise en charge en ALD :
  ✗ Motif :
  ✗ Jusqu'au :

☐ AUTRE SITUATION DE PRISE EN CHARGE :

Copyright 2009 © Gros-Baron. Tous droits réservés

MEDECIN TRAITANT

☐ Docteur :

  Adresse :
  Téléphone Cabinet :   Portable :
  Fax :
  E-mail :

☐ Le Patient possède : un carnet médical personnel (matérialisé) OUI ou NON

Un DOSSIER MEDICAL PERSONNEL MATERIALISE (**ESCULAPE**) très exhaustif par rapport au parcours de soins du patient...puis un DOSSIER MEDICAL PERSONNEL NUMERISE (**ASCLEPIOS**) mis à jour et accessible immédiatement, démontrent que au total le DOSSIER MEDICAL est la réponse au défi majeur de l'amélioration de la prise en charge des patients individuellement et en matière de santé publique ; cette meilleure prise en charge des patients favorise concrètement la diminution de la dérive des coûts de la santé.

Nous sommes en face d'objectifs totalement séduisants =

+ AMELIORER la prise en charge des patients

+ DIMINUER la dérive des coûts de la santé

Il est incontestable que ce ne sont pas des entités incompatibles.

* Ce projet peut s'intituler « projet médical HIPPOCRATE », il se compose =

1. D'un dossier exhaustif et matérialisé dont le patient est le seul dépositaire et le médecin traitant est le seul gestionnaire, c'est le «**dossier ESCULAPE** »

2. D'un dossier mobile, porté par le patient (carte à puce, clé USB, Smartphone ou carte vitale), destiné aux situations d'urgence et plus tard futur dossier exhaustif numérisé, c'est le «**dossier ASCLEPIOS** », là aussi le patient étant le seul dépositaire et le médecin traitant le seul gestionnaire.

3. Ajoutons idéalement le projet d'un **« SMARTPHONE MEDICAL »** qui contiendra =

    a/ Le téléphone

    b/ L'alarme

    c/ **ASCLEPIOS** uniquement accessible par un médecin

    d/ La carte vitale + la carte mutuelle

    e/ Le suivi de l'ordonnance avec rappel et contrôle des prises

    f/ Le rappel pour suivi de dépistage tels que frottis, mammographie, colorectal, etc...

    g/ Le suivi biologique, par exemple dextro (lien avec l'auto-piqueur)

    h/ Conseils et consensus

    i/ Liste des établissements de santé régionaux

    j/ Chargement et gestion seulement par le médecin traitant déclaré

Au total le DOSSIER MEDICAL démontre sa capacité à =

+ Améliorer la prise en charge des patients

+ Diminuer la dérive des coûts de la santé

Je confirme que ce ne sont pas des entités incompatibles.

Si la réflexion est insuffisante à mener une démonstration, une étude de validation est possible selon le protocole ci-dessous =

* ETUDE DE VALIDATION DE LA NECESSITE DE POSSEDER UN DOSSIER MEDICAL PERSONNEL COMPLET.

1. Population étudiée =

Choix de patients en ALD pour diabète type 2, hypertendus ou non, car il s'agit d'une patientèle en général fidèle et bien suivie par nécessité.

2. Les objectifs d'étude sont =

-1 = L'amélioration de la morbi-mortalité et de tous les critères intermédiaires ;

-2 = La diminution du nomadisme médical ;

-3 = L'amélioration de la fidélisation de ces patients sans doute déjà parmi les plus fidèles ;

-4 = Une amélioration des coûts de prise en charge et de suivi ;

Ces objectifs seront, en conséquence, améliorés par la prescription d'un véritable dossier médical personnalisé.

3. La méthode =

+ Etude ouverte et comparative de deux groupes homogènes de patients en ALD pour un diabète de type 2 et éventuellement associé à une hypertension artérielle.

+ Un groupe témoin par rapport à un groupe « traité » par un dossier médical personnel type Esculape ou Asclépios distribué au hasard.

+ Etude conduite par le médecin traitant du patient.

4. Ethique =

Etude respectant la déclaration d'HELSINKI de l'association médicale mondiale sur l'expérimentation selon la dernière révision publiée en juin 2014 (texte comportant 37 paragraphes) qui sera présentée en annexe.

5. Statistique =

+ Les objectifs d'étude imposent un fort grossissement d'observation.

+ Pour acquérir une significativité statistique, il faudra une puissance d'étude de 95%.

+ Donc un échantillon important, N patients par groupe étudié pendant 5 ou 10 années, avec une étude à mi-chemin en raison du critère morbi-mortalité.

6. Matériel =

+ N dossiers médicaux type Esculape ou Asclépios

+ N x 2 dossiers d'étude

+ X médecins traitants soit 5 patients traités + 5 patients témoins ou X/2 médecins traitants soit 10 patents traités + 10 patients témoins

+ Technique de répartition au hasard

+ Recrutement réseau délégués médicaux ou de l'assurance maladie.

7. Critères de fin d'étude et de suivi =

+ Morbi-mortalité = nombre de décès totaux, nombre de décès d'origine cardio-vasculaire, nombre d'accidents cardio-vasculaires, nombre de mise sous dialyse, nombre d'amputation, nombre de syndromes infectieux et tous les événements médicaux et chirurgicaux survenus pendant l'étude.

+ Suivi = fond d'œil annuel, bilan sang annuel, créatinine et HbA1C trimestriels.

+ L'évaluation du nomadisme, de l'accès direct aux autres médecins généralistes et spécialistes nécessitera un accès aux données des caisses en plus du questionnaire de fin d'étude.

CONCLUSION

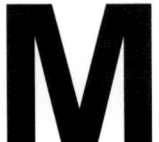a réflexion au terme de mon expérience professionnelle est centrée autour du SAVOIR.

+ Après les acquis de la formation, nous devons entretenir le savoir grâce à la formation médicale continue, et nous devons participer à la récolte du savoir (expérience, publications, dossier médical) ;

+ Nous devons gérer le savoir (évolution de la connaissance) sur un substratum individuel (dossier médical) ;

+ Nous devons transmettre le savoir (langage commun, enseignement, recherche à partir du dossier médical).

Le dossier médical est la source du savoir et par conséquent se trouve à la base de l'évolution de la connaissance ; il recouvre toute la pyramide des soins et en particulier la base de cette pyramide.

Le médecin traitant et le dossier médical sont le pivot du système de soins.

BIBLIOGRAPHIE

+ Parcours de soins-définition et fonctionnement (octobre 2014) = Auteur www.droit-finances-net

+ Parcours de soins coordonnés (08 septembre 2014) = Auteur ameli.fr

+ www.dmp.gouv.fr/structure-de-soins

+ SFMG.org = Le plaisir de comprendre (03 juin 2004)

+ Collège de la médecine générale – La position des experts – (07 avril 2014)

+ Le médecin traitant – ameli.fr (05 juin 2015)

+ Code de la santé publique – www.legifrance.gouv.fr = Dossier médical et droit des patients

+ Haute Autorité de la Santé (HAS) = www.has-sante.fr SMR et ASMR (16 avril 2013)

+ Agence fédérale des médicaments et des produits de santé (afmps) = DCI

+ OMS – une dénomination générique pour les substances actives du monde entier – octobre 2013 –

+ UNAFORMEC.org = de l'EPU à la FMC

+ Comment former les futurs généralistes ? M.BUDOWSKI et B.GAY – La Revue Exercer (décembre 2004)

+ Déclaration d'HELSINKI de l'AMM = www.wma.net/fr

LEXIQUE

ACR = indice de codification des images de mammographie notées de 1 à 5 (American college of radiology)

ALD = affection longue durée

AMC = assurance maladie complémentaire

AMM = autorisation de mise sur le marché

AMO = assurance maladie obligatoire

ASMR = amélioration du service médical rendu notée de 1 à 5

CHU = centre hospitalo-universitaire

CNOM = conseil national de l'ordre des médecins

CPAM = caisse primaire d'assurance maladie

CR = compte rendu

CRH = compte rendu hospitalisation

CRO = compte rendu opératoire

DCI = dénomination commune internationale

EPSM = établissement public de santé mentale

MSF = médecins sans frontière

MT = médecin traitant

ONG = organisations non gouvernementales

SMR = service médical rendu

Table des matières

Vadémécum = page 3-6

Introduction = page 7

Parcours des soins = pages 8-9

Pyramide des soins = pages 10-16

Le médecin traitant = page 17

Réflexions et propositions = pages 18-71

    + Enseignement et formation permanente = page 18

    + Le médicament = page 19

    + L'assurance maladie = page 20

    + Le dossier médical = pages 20-71

        * Le dossier médical personnel matérialisé ESCULAPE = pages 23-59

        * Le dossier médical personnel numérisé ASCLEPIOS = pages 59-71

Conclusion = page 72

Bibliographie = page 73

Lexique = page 74

Auteur

Médecin généraliste libéral à plein temps durant quarante années, jour et nuit, j'ai exercé sur le modèle médecin de famille puis médecin traitant, reconnu spécialiste en médecine générale.

Suppléant à l'ordre des médecins départemental et militant syndical médecin généraliste, j'ai créé localement puis organisé régionalement la formation médicale continue indépendante de toute contrainte financière.

Dans ma région (Bourgogne) et nationalement, j'ai participé à la mise place de la maîtrise de stage pour l'étudiant du troisième cycle de médecine générale chez le praticien ; j'ai participé aussi à l'avènement de l'enseignement par les médecins généralistes à ce troisième cycle universitaire des études de médecine générale.

Le vécu d'une telle position privilégiée me permet aujourd'hui de tirer de nombreux enseignements a posteriori et de pouvoir mettre en avant les propositions identifiées dans cet ouvrage.

Docteur Patrice GROS

© 2017, Patrice Gros

Edition : BoD - Books on Demand
12/14 rond-point des Champs Elysées, 75008 Paris
Imprimé par Books on Demand GmbH, Norderstedt, Allemagne
ISBN : 9782322156474
Dépôt légal : mai 2017